回復するちから

震災という逆境からのレジリエンス

著

熊谷 一朗

星 和 書 店

Seiwa Shoten Publishers

2-5 Kamitakaido 1-Chome
Suginamiku Tokyo 168-0074, Japan

はじめに

東日本大震災、および福島第一原子力発電所の事故から四年半の歳月を経ました。多くの方々の、多くの苦労を診てきました。ことに福島県においては、震災後に震災関連で亡くなった、いわば震災関連の死者数が、震災による直接の死亡者数を上回ってしまったという現状があります。二〇一四年には震災後初めて、震災関連の自殺者数が減少に転じましたが、それでも一年の間に十五人の方が亡くなっており、さらには今年二〇一五年に入ってからも、八月までの間にすでに十三人もの方が生命を喪っているのだと、先ごろの新聞にありました。

私は福島県いわき市において、精神科および心療内科の診療に従事している精神科医ですが、ことに震災後一年から二年のあいだは、毎日が非日常と言っても過言ではなかった。人の死や、自らが生きる支え、故郷の喪失といった苦しみが、ごろごろと、瓦礫のように転がっていた。多くの方々が、多くの喪失を抱え、不安のさなかで、仮の暮らしを送っていた。逃げる、逃げないの葛藤、持続する放射線への不安、家族がばらばらに避難生活を送らざるをえない事態、生き残ったがゆえの苦悶、罪悪感。言葉にならない不安や恐怖、怒り、悲しみは症状として表れますから、簡単ではありません。

もちろんなかには津波で肉親を喪うといった圧倒的な喪失体験に起因する人もあれば、直接に津波を見たわけではないのだが、どうしてか津波の悪夢を繰り返し見てしまう小学生のケースがあり、症状の現れ方は様々です。震災後四年半を経たいまになってようやく出てくる心身の不調もあります。

そして福島が世界のフクシマにされてしまった原子力発電所の事故は収束せず、汚染水流出をはじめとした不透明な問題が、次々と現在進行形で新聞紙面を割いています。仮設住宅におけるトラブルや、補償の違い、線量や国の施策で住民が線引きされたことによる数々の問題、人の増加で市内が混雑したことによる軋轢、避難者への心無い中傷、差別、そして国や人を信じていればなんとか生きてゆけたというこれまでの価値観、拠り所を失ったことによる困惑、先々への不安。何よりも土地を受け継ぎ、風土を愛し、耕した大地を我が身のように生きてこられた方々が自らの支えとした、存在基盤の喪失。貨幣に置き換えられない生きがいを奪われ、不透明で不公平極まりない金銭の理屈ばかりを押し付けられる怒り、やるせなさ。

多くの二次的で持続するストレスに起因する心身の変調は、ある程度の時間を経て生じてくることが稀ではなく、阪神淡路大震災にしても、震災後三年を過ぎたころから症状を示す人々が増加したというデータがあるそうです。現にこのいわき市内においても、未だに心身の安らぎを得ることができず、新たな加療を要する患者さんが少なくありません。孤独と先の見えない不安が蔓延している。自分より辛い目にあった人が多いのだから、泣き言を言えない。みな我慢しているのだから、仕方がない、という話を常に耳にしました。震災の報道は苦しみを想起するからとテレビもつけず、泣くこともできず、身寄りもなく、仮設住宅での一人暮らしを強いられ、ようやく支援相談員が訪れ、懐かしくも悲しい歌、あるいは故郷の言葉を耳にし、初めて苦しみを語り、涙することができたという方もいます。つい先日も仮設住宅への訪問支援相談員が、二百人から倍の四百人に新たに増員されるといった県の対応が発表されたばかりです。

「原発再稼働」「東京オリンピック」——フクシマは既に風化し、過去とされ、土地も時間も置き去りにされているとさえ言われます。1F（福島第一原子力発電所）にはいまも一日七千―八千人という多くの作業員が高線量の瓦礫を片付け、仮設住宅では賠償問題も定まらないまま、それぞれが五度目の冬を迎えようとしています。海辺では月命日ごとにレーダーを用いた行方不明者の一斉捜索が行われ、除染で生じた汚染廃棄物は人の戻れぬ避難区域の至るところに山積されているのが現状です。

無論少しずつではありますが、復旧が進んでいるのも事実です。飯館村では福島大学の協力を得て、ようやく米の試験作付けが開始されましたし、常磐自動車道は二〇一五年三月一日に全線が開通され、様々な問題を孕みながらではありますが、汚染土壌の中間貯蔵施設への移動もはじまりました。四月には待望された中高一貫の県立高校「ふたば未来学園」が、双葉郡広野町に新設開校し、楢葉町では全町避難の地域としては初となる大規模な避難指示の解除が、この九月五日に開始されたばかりです。

そして最も重要なこと——人々の心身の回復についてはどうか。

震災後の現場での診療においては、正直私自身どうすることもできず、立ち尽くすこともありました。先の見えない不安のなかで、言葉が無用に思えることも少なくなかった。圧倒的な恐怖や喪失を前に、どうにもならない日々が続き、罪悪感や、無力感に捉われてゆく悪循環。苦難に寄り添うことを職務としながら、根本的には他者である治療者にできることは何なのか。

……大火焔のなかに女の顔を思い浮かべてみて、私は人間存在というものの根源的な無責任さを自分自身に痛切に感じ、それはもう身動きもならぬほどに、人間は他の人間、それが如何に愛している存在であろうとも、他の人間の不幸についてなんの責任もとれぬ存在物であると痛感したことであった。それが火に焼かれて黒焦げとなり、半ば炭化して死ぬとしても、死ぬのは、その他者であって自分ではないという事実は、如何にしても動かないのである。（堀田善衛『方丈記私記』ちくま文庫より）

そんなときに出会った言葉――辺見庸さんの著作『瓦礫の中から言葉を』（ＮＨＫ出版新書）のなかからの引用なのですが、震災後一年ほどを過ぎた時期、私はこの言葉に、あっ、と全身を打たれました。もちろん痛みに共感し、罪悪感や無力感を受けとめ、共にすることが精神科治療の基本であることに変わりはありませんが、震災と原発事故というこの圧倒的な出来事を前に、正直どうすることもできないことが多かった。使命感は無力感と裏腹であり、ある種の抑うつを招きやすい。そんな折、「人間存在というものの根源的な無責任さ」という一見誤解を生むようなこの言葉が、震災後という極限状態にこそ、強烈に響いてくる。一縷の救いと、血の流れるようなそれぞれの痛みとともに――。「がんばろう日本」「絆」などといった手垢に塗《まみ》れた美化のスローガンに辟易するなか、こうした逆説的ではあるが正鵠《せいこく》を射た言葉だけが、根本の支えになるのだった。

そして日々の診療において、時間を共にし、多くの方々が生きるちからを取り戻してゆく過程のなかで、気づかされることも多かった。もちろん喪われた生命が戻ってくるわけでもなく、故郷を追われ、帰る場所のない苦しみは持続しているわけですが、それでもこのかつてない逆境のなかで、それぞれがどう生き、どう苦しみと向き合い、いかにして心身の回復へと向かってゆけるのか。

もちろん答えなどありません。物事というのは一側面からのみ捉えられるものではなく、震災あるいは原子力発電所事故後に生じた諸問題は、そう簡単に解決できるものなど何一つとしてないでしょう。

それでも答えのない問いに答えるのではなく、ありのままを受け容れ、ありのままを認め、なお進みゆくための物語が、フクシマの現実にはあります。かつて仏の哲学者リオタールが、「大きな物語の終焉」を唱えて久しいですが、資本主義や科学といった、依拠すれば社会全体の未来が保障されるといった「大きな物語」が失われた現代社会の、その最たる終焉が、福島を世界の「フクシマ」として知らしめた、福島第一原子力発電所事故であることに違いはないでしょう。拠り所なき不透明さを生きてゆかざるを得ない震災後のフクシマの日常のなかで、それでも人は理不尽な喪失と向き合い、それぞれが唯一無二の物語を生き続けることによって、先の見えない苦しみや精神症状を生き延びることが可能になるのではないか――そう信じてこのいくつかの物語を記しました。

この本に登場する個人については、匿名が保たれ、全てにおいて現実の状況とは異なるように再構成した物語であり、実在する患者さんについての記述ではありません。一人称である「私」にしても自分の分身であると同時に、やや美化されたきらいのある若手精神科医をイメージして書きました。私自身が精神分析を学び実践してきた医師であることから、物語に登場する「私」の精神科医としての判断や思考様式は、精神分析の教えに根差しています。いずれにしても普段の診察で自身が伝えたい言葉、回復を目指す上でのエッセンスは、損なうことがないように配慮してあるつもりです。診療場面における互いの心的現実、ダイナミズムを、そのままに表せるよう心がけました。震災後、という限定なしでも、心身を回復してゆくための智慧、何らかのヒントを感じ取っていただければうれしいです。

災い転じて福となる。災禍はあざなえる縄のごとし、というほど生易しいものではないのが現実ですが、震災により極限状態に追い込まれた人たちの、普段は見たくないものを直視しなければならないが故の苦しみのなかから、ある種のたくましさ、よい意味での諦念、新たな生命力の喚起への道程が、開かれる瞬間があることに気づかされます。

震災、そして原子力発電所事故によるかつてない理不尽な喪失を越え、あるいは喪失とともに、それでも人が生きてゆくちから、人々が回復するちからの凄み、レジリエンス、(注)尊さを通して、フクシマの苦難のなかに差す一筋の灯り、雲間の空を、垣間見ることができたなら望外のよろこびです。

(注) レジリエンス (resilience) は「精神的回復力」「抵抗力」「復元力」「耐久力」などとも訳される心理学用語である。心理学、精神医学の分野では訳語を用いず、そのままレジリエンス、またはレジリアンスと表記して用いることが多い。「脆弱性 (vulnerability) の反対の概念であり、自発的治癒力の意味である。

目次

第一章　生命の喪失

1

「人は、喪った対象を内界に取り入れていくことで、対象をあきらめることが可能となる」およそいまから一世紀前の一九一七年に、フロイトが遺した言葉である。確かにそうだろう。理屈ではそういうことなのだろう。頭では分かる。言葉の意味も、もちろん分かる。

しかし、実際に、身近な、愛すべき人を喪った苦悩は、どうなのか。

震災で、それぞれが喪ったものの大きさは、それぞれが、それぞれで、はかりしれない。もちろん誰とも、何とも比較できようもないほど、想像の範疇を超えた場所にある。底がない苦悩のなかで、あらゆるアドバイスや、言葉は、無用である。

2

私が日々の診療のなかで、最も痛切に感じることだ。

震災により、妻と、生後わずか十か月の息子さんを亡くされた彼が診療所に来院したのは、あの日からもうひと月で一年を迎えようとする、北風が芯から冷たい、冬の日のことだ。二十一歳の誕生日を迎えたばかりの彼は、足の悪い父親とともに診察室に入ると、どちらかといえば穏やかな、淡々とした口調で、家族を亡くされた事実を話すと、「眠れるのは眠れるのですが、一度夜中に起きると朝起きることができず、仕事に遅れ、行けなくなってしまうのです」と受診理由を私に伝えた。悪夢や、フラッシュバックのようなものはないという。

まだ二十歳そこそこの青年が、妻と、生まれたばかりの我が子を一瞬にして喪うという事態は、どういうことなのだろうか。もちろん想像できようがない。まるで何もなかったかのように、彼も多くを口にすることはなく、私も言葉のかけようがなく、押し黙ったままの時間が流れた。

「眠りの方は、少し、よいですね」

「食欲は、まだ、いまひとつですね」

ぽつり、ぽつりと、うつむき加減でようやく話すようなやり取りが、いくらか続いた。彼がバイクに乗るものだから、「事故だけは起こさないように気を付けてください」という注意くらいしかできようがなく、私もどのようにして彼が現実と向き合ってゆけるのかが、想像できなくなっていた。

妻子の一周忌を迎えるころになっても、変わることのない日々が続いた。不自然なほどに落ち着いている、彼の挙動はそのままで、うつむくまなざしは一度も私に注がれることはなかった。中学生のときに母親を亡くした彼は、震災後はいわき市の仮設住宅で父親と同居しながら、二人で黙々と一周忌の準備を進めていた。妻子と住んでいたアパートは、原発事故の後立ち入ることが許されず、生まれ育った実家も流され、どちらも立ち入り禁止区域となっている。土木関係の職場はいわき市に事務所を移し、再開していたが、仕事には出ることができたりできなかったりで、普通なら会社から警告されてもおかしくはなさそうだが、本人いわく「たぶん、気を遣われて」、そのままになっているようだった。

「お骨の話なんですけど」彼の内面が動き始めるのを感じたのは、ちょうど一周忌を無事に終えた、翌週の面接のときからだった。

「あれから一年経ったんだから、君も少しは自由になって、自分の道を進んだらいい」そんなふうに妻の実家の親御さんは言ってくれているらしく、彼がいまでも寝食を共にしている妻子の遺骨を、妻の実家で引き取ろうとする話が出ているのだという。納骨し、供養するためのお寺は彼の実家も、妻の実家も、原子力発電所の事故のため立ち入れない区域にあるから、いずれにしても遺骨は誰かが傍に見守りおかなければならないわけだ。しかしまだ若い彼の将来を慮《おもんぱか》る亡き妻の両親の言葉かけに、彼はむしろ苛立ちを覚えているようだった。

「君のこれからを思って、ご両親はそう言ってくれているのでしょう」

私が繰り返すと、彼は言った。

「骨は俺が守ります」

一見ぶっきらぼうだが、揺るがずにそう伝える彼の言葉に、初めて彼の強い意志が込められていることを感じないわけにはゆかなかった。

四月に彼が資材を右足に落とし、足の甲を粉砕骨折するという事故が起きた。建築現場に出ることができなくなった彼は、松葉杖を壁に立て掛け、診察室の椅子に座ると、やや自嘲気味に話をするのだった。

「ドジなのは親父譲りなんですかね。親父は昔漁師をしていて、町では有名な人間だったんですよ。それが船のロープを巻く装置に足を挟まれ怪我して以来、すっかり元気なくしちゃって――。それでも母親を亡くしてからは、警備員やら清掃やらで、何とか俺を高校まで出してくれたんですけどね」うつむいたまま、彼は続ける。

「あの日も、親父がしっかりしていたら、親父の足が何でもなかったら、もしかしたらあいつらだって、死ぬことはなかったかもしれないんだ」

震災当日、妻と子はたまたま海沿いにある彼の実家にいたのだという。病院の帰りか何かで。待望の男の子が生まれ、大喜びだった義父に、妻はたびたび孫の顔を見せに行っていたという。そんなふうに自分の身内を励ましてくれる妻のことを、彼はこころから愛していたに違いない。妻に関する話をするときの彼の表情の変化がそう伝える。

地震のあと、妻と子は軽自動車に乗り海沿いの実家から自宅へ戻る途中で、津波の被害に遭ってしまった。彼らが実家を出て十分後くらいに、大きな揺れが町を襲った。足の不自由な父親は、隣近所の人たちに助けられながら高台に避難し、難を逃れた。もし父親の足が何ともなかったら、父が彼らを探すなどして、妻と子をつれ、ともに高台に避難できたのではないか。いやそれ以上に亡くなった妻は、実家から自宅へ戻る途中で地震に遭い、もしかしたら足の悪い義父を気遣い、一度海沿いの実家に戻るなりして、逃げ遅れてしまったのではないか。遺体の発見現場から察するに、その可能性も否定できないのだという。

「親父がしっかりしていれば」

「親父のところに立ち寄ってさえいなければ」

震災後、父親に言いたくても言えなかった言葉なのだと、彼は言った。無論父親のせいじゃないってことは、頭では分かっている。事の詳細については誰にも知りようがない。それにもしそれを知ったところで、妻と子は還るはずもないのだと、何度も自身に言い聞かせてきたと。

「話をしていただけて、よかったです」

そう言うだけで精いっぱいで、一年以上も彼がたった一人で抱え続けてきた苦しみは、想像をはるかに超えるものだった。被災から二十日を過ぎる頃、彼は彼の父親とともに、変わり果てた妻子の遺体と対面したという。まるで現実の出来事であるとは思えなかった。それが妻子であるという実感は、生じなかった。ときおり彼といっしょにクリニックを訪れる、背を丸めた彼の父親にしても、やりきれない。彼らはいったいどんな思いで、遺体と対面したのだろう。十か月といえば、目を輝かせ、歩きはじめるかはじめないかの、愛くるしい時期である。喪った生命は、還ってこない。この厳然とした事実を前に、人は、どう生きていったらよいのだろうか。

「このところ、毎晩夢に見るようになったんです」

仕事にも出られず、塞ぎ込む彼は、ぽつり、ぽつりとではあるが、その苦しみを話すことができるようになっていた。

「ねえ、あなた、聞いて、聞いて」

仕事を終えアパートの玄関扉を開けると、勝手仕事をしていた妻が飛ぶように走り寄ってきて、お腹をさすりながら自分にも聞かせようとする。

「今日、蹴ったのよ。ちょうどここ。この場所わかる?」彼もそっと耳を当てる。

「何回もつよく。こうやってね。間違いないわ。あなた。男の子ね。この子。元気よ。間違いなく。あなたに似て」

「ほら、いま蹴ったでしょ。聞こえた?　いま」

「う〜ん。分からないなあ」

夜中に目覚め、夢から覚めた現実世界の、すぐそばに妻と子がいない。しばらくすると暗闇のなか、一定のリズムで隣室から聞こえてくるのは父親の鼾だろうか。もう一度壁の薄い仮設住宅のなか、頭から布団をかぶる。眠れない。意識が覚醒するにつれ、夢の世界に戻りたいのに戻れないという現実を知る。夢に戻ればいつものシーンだ。アパートの扉を開けると、笑顔で妻が迎え入れてくれる。「ねえあなた、聞いて、聞いて」妻の声は何の曇りもなく、ありのままだ。すると生まれたばかりの我が子が立ち上がり、駆け寄ってきて、自分の名を呼ぶ。次の瞬間には自分と同じくらいの年齢になって、あれ、いつの間にか成人している。ともに酒を酌み交わし、肩を叩いてくれ、どうしてか自分を励ましてくれるのだ——そして肩を組み、この手にその手のひらを触れようとした瞬間、全身はたちまち泥人形と化し、ぼろぼろと足元に、崩れ去るのだと。

　繰り返し見る夢は、受け容れ難い現実世界を受け容れるための、通過しなければならない苦しみともいえる。逆に言えば、夢を見ることができるようになったという彼の変化は、耐え難い現実にわずかながらも向き合う準備ができはじめているサインであると、精神分析の智慧は教えてくれる。とはいえそれを彼に伝えたとしても、何の慰めにもならないだろう。あくまでもそれは理屈の話だ。毎朝夢のせいでより一層現実の過酷さを繰り返し知らされる彼にとっては、本来現実世界における苦難の減圧効果をもたらすはずの夢の作用も、それが明るかった過去を映し出せば映し出すほど、過酷で、苦しいものであるのには違いなかった。「夢の中では腕に伝わる子供の重みが、まるで本当に抱き上げていたときと全く同じに感じられるんです」「今日初めて蹴ったのよ、おなか。ねえ、聞いて、聞いてって出迎えてくれる妻の笑顔も、声も、何もかもがそのままなんです」「子供の笑い声が耳の奥で、止まらないんです」彼は言った。人間の最大の財産であるはずの記憶力、想像力が、彼を苦しめる。

震災により、あるいは急な死別により、大切な人を喪った他の多くの患者さんも、同様に夢や、寝入りばなや起きしなの半覚醒の状態で、死者を感じ、死者とのコミュニケーションを続けていた。ある人はまざまざと故人の気配、実体を感じ、毎朝対話を繰り返している。ある人は明らかな幻聴として、死者の肉声を夜な夜な、聴き続ける。それを幻覚やフラッシュバックと名づけ、ＰＴＳＤの症状と言ってしまうことはたやすいが、何か横文字で片づけると軽い気がする。死者が霊として実在するかしないかは別として、死者とコミュニケートしてゆくことは、明らかに必要なことなのではないか。回復のために。死者の実在なき生を受け容れ、生きてゆくために。わずかでも遺された人々の苦しみをやわらげるために。

しかしそう彼に説明しても、解決には程遠い。目の前で苦しむ彼を前に、どんな言葉も虚しいだけだ。目を閉じ、沈黙をともにすることしか、できはしない。

もうひとつ、この時期彼が外出できなくなっていた理由は、外に出れば出たで、みなに気を遣われ、逆に明るく振舞わねばならず、不自由を感じてしまうことであった。どう接してよいか分からず困惑する同僚の気持ちが分からないわけではないが、彼自身、右足の怪我が治ったというのに、職場で仕事が軽減されたりすると、どうにもならない苛立ちを覚え、かえって労働意欲をなくしてしまい、朝起きられないという悪循環に陥るのだった。

ある日、受診日に彼の姿はなく、背の低い、父親が足を引きずりながら、済まなそうに来院したことがあった。話によれば、昨夜遅く父親を張り倒し、家を飛び出して行ったのだという。そろそろ真面目に仕事に出たらどうだ、と見るに見かねた父親の言葉に、震災後初めて短い言葉を吐き捨てるように父親に浴びせ、見たこともない形相のままバイクに跨《また》がり、彼は出て行ってしまったのだと。

それからしばらく彼が受診することはなく、男手ひとつで彼を育てた父親だけが来院するようになった。無事埼玉で仕事を見つけ、住み込みの建築現場で働いていると連絡があり、安心はしているのだが、彼が電話に出ることはなく、週に一度「元気で働いています」というった、短いメールが届くだけなのだという。

「お骨はどう……されましたか」

「仮設の部屋にないところを見ると、あいつが持っていったんでしょう」

そう聞けば、安堵する。「骨は俺が守ります」と初めて私に伝えたときの、強いまなざしを思い出す。住み込みの現場で汗を流す、彼の姿が浮かんでくる。バイクの事故に気をつけるよう、私は繰り返し、彼に言った。他に言うべきことが見当たらなかったわけではないが、言葉はいつも無用に感じた。そして無気力と彼が言う日々のあいだに、ときに診察室でも明らかに感情が高ぶり、荒々しく、現実を投げやりに捉えているような瞬間があったから、私は彼が死に誘われる危険を感じ、繰り返し事故に気をつけるよう、彼に伝え続けたのだと思う。

悲しみの感情を受け容れるためには、自分自身を追い詰めるのではなく、自らの身体を健康に保つ必要があることを、何度も飽きるほど彼に伝えた。そして罪悪感や投げやりな感情に囚われることがあったとしても、そこから少しでも自分自身を解放する必要があることを、彼に伝えた。それは苦しい作業ではあるが、欠かせない道のりであることを。

どのくらい伝わっていたのかは分からない。彼はいつも目を合わさず、うなだれるような姿勢で私の話を聞いていたが、反論してくるようなこともなかった。ただうつむきながらも全身にみなぎる緊張が、彼の苦しみを物語っていただけだ。そしてこれだけの苦しみのなかであるなら、ときに現実を忘れ、現実から逃れ、感情を露わにし、投げやりな気分になることがあっても不思議じゃないってことも、彼に伝えた。ただしそうして感情が高ぶったときに、誤って事故に巻き込まれるなどして死んでしまわないように、それだけは注意してほしいことを。

彼が再び来院したのは、三回忌を迎える直前だから、震災から二年の歳月が流れようとする、二〇一三年は春の初めの頃だったと思う。変わらずうつむき加減で話す彼は、埼玉、神奈川、千葉と転々としたが、いまは寮に入り、友人もでき、確かに週ごとの二交代勤務はきついことはきついけれど、合間を見つけ、週末は仲間とツーリングに出かけることもあるという。もう薬も必要なくなり、酒を飲むことはたびたびだが、なんとか眠れている。親方が割といい人で、自分の過去を詮索せずに採用してくれ、いまのところなら仕事も続けられそうなのだと。

もちろん今でも還らない妻子の夢を見ることは少なからずで、眠れない日がないわけではない。それでも彼は、過去を職場の仲間たちに打ち明けることなく、彼自らの言葉で言えば、

「仕事に打ち込む日々に自分自身を埋もれさせて」いたのだという。

「もうすぐ、二年になりますね……」

幾分全身の緊張の解けた彼の姿に安堵しつつも、核心についても触れなければならない。供養を、どうするのか。父親は、どうしているのか。

「半年ぶりに戻ってきたのは、実はそのためなんです」彼は目を上げ、私に伝える。「明日にでも、妻と住んでいたアパートに、行ってみようと思うのです」

三回忌を前に、明日は妻の両親と会い、近況を報告するのだと。父親は父親で変わらず一人、仮設住宅での生活を続けていて、実家は流され跡形もないままだが、高台に位置する菩提寺には避難区域ながら入ることができるようになったので、昨日はいっしょに父親と墓の掃除をしてきたのだと。

「墓石は倒れていましたが、それでも何とか直しましたよ。雑草が自分の背丈よりも高く生い茂っていて、大変でしたけどね。幸い寺の住職さんがいわきに居て、墓を掃除した後に連絡したら、話を聞いてくれたんです。お骨は分けて、妻の家族にも供養してもらおうと思いました」

落ち着いて彼は、話してくれた。帰還困難区域内に位置する妻と暮らしたアパートを訪ねるのは、もちろん被災後初めてだが、部屋はそのままになっているはずだと、大家さんとも連絡は取れている。アルバムや、遊具、ベビーベッド。妻の使っていた鏡台、衣類、化粧道具。妻の両親と、自身の父と、その場所に向かい、大切なものを、持ち帰るのだと。

三回忌も終えた桜の季節が、彼の最後の受診となった。元の職場の上司や同僚、同級生はもちろん、部活の後輩やら中学の担任の先生まで、多くの仲間が、彼を待ってくれていたのだと。

「去年までは、声かけられても返事できずに、どうしていいか分かんなかったけど、いまは『元気になったな、お前』って言われても、それはそれで嫌な気がしなくなったっていうか、元気になっていいんだって思えるっていうか、そんな感じで、みんな来てくれて素直にうれしいっていうか、ありがたいっていうか、すまないっていうか」

初めて彼が涙ぐむような仕草に見えた。「でも先生……」照れを隠すように彼は続ける。

「アパートはひどかったですよ。もうひどいなんてもんじゃなかった。泥棒に入られて。鍵は壊されて、散々荒らされて、もともと金目のものなんてないって分かりそうなもんなのに、箪笥も何もかもひっくり返されて、ひどいもんで」

息を詰め、一度深く呼吸してから、彼は言った。

「初めは実は怖かったんです。アパートの扉を開けることが。何もかもがそのままで、時間が止まったままになっていて、いま動いたのよ。聞いて、聞いてって、あの夢みたいに妻が何事もなかったように、自分を迎えてくれる気がしていて」

「……はい」

「そうしたら全然違ってた。予想とは。もうガチャメチャって感じで、どうにもならなくて、初めはものすごく頭に来たけど、涙こらえてあいつら（妻子）の写真や、鏡台の奥にやっと見つけた母子手帳や、そこいらに散らばっているガラガラなんか、かき集めてたら、なんだか全身のちからが急に抜けちゃって、煮るなり焼くなり好きにしろっていうか、人間ってとんでもねえなって感じで、こんな状況でも泥棒する奴はするし、人の気持ちなんて関係なくメチャメチャにする奴はするんだって、変に感心するっていうか、これが現実なのかと思ったらバカらしくて、やってらんなくて、やるなあお前ら（泥棒）って感じで、最後はなんか笑っちゃいましたよ。ちからが抜けて」

うつむいたまま、彼は続ける。

「それから母子手帳に書かれた○○（妻の名）の字ってこんなんだったかって座り込んで

眺めてたら急に視界がぼやけてきて、目をこすったら台所にはやっぱり、あいつがいて、こうやっておなかさすって、ねえ、あなた、いま動いたのよ。聞いて、聞いてって」

「……はい」

「そのときおれ思ったんです。あのときのあの時間、この場所、あの瞬間が、確かにこの世にあったことだけは、誰にも汚されようがないんだって、誰にも奪い去ることはできないんだって。それだけは津波でも泥棒でも原発事故でも、何が起きたって持っていかれようがないんだって……おそらくそういうもんなんだって」

「……はい」

「なあお前、幸せだったよな。ほんとに。いまほんとに幸せなんだよな。お前、ほんとに。ってておそるおそる呼びかけたら、あいつも、うん、って笑ってくれて」

ようやく目を上げ、彼は言った。

「先生。俺はまだまだあいつらといっしょに、暮らしていきますから……東京へ行っても、どこへ行っても」

「……はい」言葉を探すが、見当たらない。

「ときどき息抜きしながら、ね。一日一日、無理せず、ね」彼の目を見て、彼に伝える。

目が合うと彼は照れるようにうつむき、目を逸《そ》らせた。私は続ける。

「……それともうひとつ」

「もうひとつ？」

「はい」

「ああ、バイクの運転だけは、気を付けてくださいね……でしょ、先生」

「……うん、まあ、そういうことだ」

「先生はそれしか俺に、言えないんだもんなあ」

そう言って彼は初めて、笑顔を見せた。まだまだちから強い笑顔であるはずはないが、それは確かにひとつの笑顔なのだ。金を貯め、船を買い、いつか地元に戻るのだと、彼は言う。親父を放っておけないし、墓も直さなければならないからと。

海や土地の汚染はまだまだ続き、何年先に帰還できるかは分かりようがないが、彼は決して癒えることのない悲しみを負ったまま、生きてゆく覚悟を身に着けたように、私には思えた。

私も彼との瞬間、瞬間そのすべてを胸に、診療を続ける。

第二章　誇りの喪失

「患者さんは電力会社社員の方で、三十八歳。自宅はT町ですが、現在避難生活中で、いわき市内の仮設住宅に暮らしておられます。配偶者と、小学生の子供さん二人との四人暮らし。三日前の十二月四日、いわき市内の海岸で倒れているところを発見され、当院に救急搬送されました。搬送時意識はありませんでしたが、速やかに回復、肺水腫の所見も軽微で、頭部MRIも異常なし。全身が濡れており、低体温で呼吸低下が著明でしたが生命に別状はありません。現場の状況から入水自殺を試みた可能性が高いのですが、本人は事故当日の記憶を欠いているようで、気が付いたら病院のベッドに寝ていたとのお話です。低体温を含め、身体所見は無事回復されましたので、精神科の治療を要するものとして、今後の加療をお願いしたく、ご紹介させていただく次第です。お忙しい中大変恐縮ですが、よろしくお願い申し上げます」

ある日FAXが基幹病院救急部から届いた。

あの日以来、こうした自殺未遂者の相談も後を絶たない。震災後、震災関連による自殺者数は、福島県が最も多く、二〇一三年までは増加の一途を辿っていた（一四年は震災後はじめて減少したが、それでも十五人の方が亡くなっている）。さらに震災に関連した死亡者数ともなれば福島県だけで一八八四人（二〇一五年三月現在）に上り、すでに震災による直接の死者数（一六一二人同現在）を超えているのだという。痛ましいことだ。放射能汚染、還れない故郷、先の見えない避難生活――「フクシマの修羅」と以前どこかで私は書いた。息苦しい閉塞感を打破したいという思いを込めて。しかし苦しみは苦しみのまま、看過され、最悪の結果を招いてしまうことも少なくない。

彼にしても、十二月四日の事故直前までは、ときに月曜日に休むことはあっても、概ね仕事にも行けていたのだという。数年前から部署の統括長を補佐する立場であった彼は、震災後も1F（福島第一原子力発電所の通称）で精力的に働き、勤務態度もよく、多少怒りっぽいことはあったというが、残業もこなし、周囲からの評判も悪くなかった。

「ええ、憶えていないんです。その日は休みでしたから、ちょっとドライブでもしようかと海まで行ったんですかね。気が付いたら病院にいて……ご迷惑をおかけしました。それより早く仕事に戻らないと、同僚に負担をかけてしまいますから、復職の許可をいただきたいのですが」

「いやちょっと待ってください。幸い海水による肺の損傷は軽度で済みましたけど、一歩間違えば大変な事態、生命に関わる状況だったんですよ。無理に思い出すことはないのですが、記憶が残っていないとすれば、また同じことを繰り返す可能性があるんですよ」

「いえ、もうそんなことは絶対にしないと思います。大丈夫です。どうか先生、よろしくお願い致します」

うつ病を含めた精神症状による自殺企図の場合、事故当時の記憶を欠いているケースは稀ではない。脳損傷や、低酸素、低体温といった身体的な理由により健忘となる場合もあるが、多くの場合、自殺を試みるほどに心身が追い込まれるという非常事態が、あまりにも逼迫した精神状態であるため、通常の意識水準が持ち堪《こた》えられず、健忘を残すのだ。こうした意識の一時的な変容を解離という。

このような場合、精神が追い込まれているという自覚自体が希薄か、あるいはそうした自覚を自らが許さず、最悪のケースを認めることも少なくない。周囲は細心の注意を要する。ご本人は、うつ病の状態にまで追い詰められているという意識を否認しているからだ。なぜ自らの生命を投げ打つまでに、追い込まれてしまうのか。

「ひとまず仕事をお休みになって、療養に専念した方がよさそうです。そしてどうして記憶がない状態で海に入ってしまったのか、何がそこまであなたを追い詰める原因になっていたのかを、いっしょに考えてゆきましょう」

「普段に比べて怒りっぽく、おかしいといえばおかしいと思うことはあったんです」妻は異変に気付いていたようだ。「突然涙を流したり、『おれが悪いんだ、おれが悪いんだ』とめったに飲まない酒を飲んで、独り言を繰り返していたこともありました」

「いつごろからですか?」

「三か月くらい前でしょうか。それでもお盆は私の実家まで車を運転してくれましたし、一泊ですが子供たちのキャンプにも参加してくれたんです」

「仕事はどうですか。残業もあって、大変だったんじゃないですか」

彼にも聞いてみる。

「いえ、でもそれはみんながしていることですから。私だけじゃないですから。私だけがこうして休んでいるわけにはゆかないんです」

彼は療養に入ってからも、申し訳なさと罪悪感で心底から休めず、身体は強張ったままだった。あの非常時である震災から、すでに一年半を経たというのに、こころから解放されない状態が続いているのだ。尋常ではない。それでも何とか気を張り続け、被災後の後処理という大変な業務をこなしてきたが、転校した長女が夏休み明けの二学期に入って、学校でちょっとしたトラブルに巻き込まれてから、彼は追いつめられていったようだ。

「娘が学校でいじめられるとまではいかないのですが、除け者にされるといった事件がありまして……私も主人に言わなければよかったのですが、つい相談してしまって。ええ、それが親の仕事内容に関する授業で、娘も正直に主人が電力会社に勤務していることを、クラスメートの前で言ってしまったらしくて、それから仲間外れみたいなことになってしまったもので」

「娘さんは、お元気なんですか」

「はい。幸いよく話してくださる先生で、すぐにホームルームでクラスメートに事情を説明してくださり、娘をからかった子たちも嫌がらせを止めてくれたみたいで、娘もまた学校に行けるようにはなったのですが」

「よかった。はい」

「でもまだこっち（いわき）へ来て半年ですし、娘も親に気を遣っているのか今も少しギクシャクした感じで、私たちに多くは話してくれませんし、心配はありますけど」

「そのことをご主人は、気に病んでいた？」

「そうですね。普段は帰宅するとテレビでニュースを見て食事だけして寝てしまいますが、十月に入ってからは眠れなくなってきたみたいで、アルコールの量が増えていました。飲むたびに『おれが悪いんだ』と繰り返し言うようになったのもこの頃からです」

「病院に掛かろうとは思わなかったんですか」

「何度か勧めてみましたが、無駄でした。逆に怒鳴られて、怒られるだけです。おれを病人扱いする気かって。それに……」

「それに？」

「これはちょっと言いにくいんですが、保険証をお見せするのが恥ずかしいというか、病院には掛かりづらいというか、それは、その……保険証に社名が書いてあるでしょ。まして避難してこちらに厄介になっている身ですし、世間では私たちが悪者になっているわけですから」

妻の話に愕然とする。いまここにも避難による、二次的な被害に苦しむ家族がいる。学校でのいじめ、差別、仮設住宅での嫌がらせ、聞きたくない辛い話が毎日のように耳に入ってくる。そして事故を起こした電力会社だけを加害者とする偏った認識、風評。こうして身を粉にして働いている生真面目な社員が、どうして苦しみ続けなければならないのか。仮に会社としての落ち度があったとしても、社員ひとりひとりの人格やましてや家族まで否定される謂《いわ》れはあるのだろうか。仮設住宅の六畳二間で肩身を狭くし、娘さんも何度か転校を余儀なくされ、嫌がらせに苦しみ、妻もまたこころない風評に左右され、病院に掛かることさえ躊躇《ためら》うというのか。

「ちょっと待ってください。旦那さんは、生命を喪うかもしれない状態だったんですよ。もう少し発見が遅ければ。それを、そんな……ごく一部の人ですよ。とやかく言う人は。誰もあなたたちのことを悪く言ったりなんかしていませんよ。加害者どころか、被害者でしょう。誰が見たって。それをそんなことで病院に掛かれなかっただなんて」

「……すみません」

つい怒りが込み上げてきてしまう。別に謝ってほしいわけでもなんでもない。ただここまで事態が深刻とは気づけなかった自分自身にも腹が立つ。旦那さんだけでなく家族までもが、風評に苦しみ、文字通り肩身を狭く暮らしているのだ。もしかしたらあの窮屈な仮設住宅での生活こそが、さらに心身を萎縮させ続けてしまうのかもしれない。もちろんつまらない正義感は無用であるが、避難当事者でしか分かりようがないこの苦しみの深さに、いつもはっと気づかされる。

「ご家族とも、大変な避難生活のなかでのご苦労は、本当に、なんといってよいか分からないほど、過酷なものと思います。どうかしっかりとお休みになって、本来の、健康で、のびのびとした生活を取り戻してほしいと思います」

二度目の冬を迎える避難生活のなかで、実現不可能な慰めでは意味がない。ではどうすればよいのだろうか。少しでも心身を解放するための、現実的な方便はあるのだろうか。

「私たち外部のものだからあえて客観的にお話しできますが、どうみてもご家族それぞれが疲弊し、苦しんでおられるようにお見受けします。ひとまず旦那さんには仕事をしっかりと休んでいただき、もともと好きだったことをするなど、あるいは子供さんたちとの時間を持つなどして、それぞれが追い詰められた状況が、少しでも軽減できるよう、診てゆきましょう」

「そんなことないです。悪いのは自分なのです。娘を守ってやれなかったし、家族も支えてやれなかった。事故もまだまだ収束していませんし、本当に申し訳ありません」

変わらず頭を下げ続ける彼の姿に、この問題の根深さを感じないわけにはゆかない。このまま抑うつの自覚がない状態が続けば、いつ自殺念慮が再燃してもおかしくはない。必要に応じた入院治療も含め、時間をかけて、取り組むしかない。ここまで彼を追い詰めるものは、何なのか。

「ひとまず身体を休めましょう。よく眠れ、多少なりともおいしいと感じて物が食べられるかどうか。これが最初の目標です」腑に落ちない様子の彼に伝える。「○○さんは震災後、ずっと気を張って働いてこられたのです。一度しっかり身体を休めて、リラックスできるようにする必要があります。緊張が解けた状態のほうが、復帰されたときに、仕事にも集中できるはずです。宮本武蔵の例えでもそうですが、身体のちからが抜けているときの方が、その能力を最大限に発揮できるといわれています」

「ええ……まあ」

言葉はなかなか届かない。半信半疑の彼の表情がそう伝える。震災後、これまでずっと気を楽にする、身体をリラックスする、という感覚を、彼の心身が彼に許していない。許してしまえば勤まらないほど過酷な職場環境なのかもしれない。特に生真面目な彼のような社員にとっては。

心底から休めないまま、三か月の療養期間が過ぎてしまった。彼は型通りに休み、規則正しい生活も意識してきっちり行えているが、どうしても会社の様子が気になるようで、焦ってしまう。他の社員に迷惑をかけている、という気持ちから抜け出すことができず、解放されない。

「休んでいても却って何もすることがなくて困ってしまう」「自分だけ遊んでいるわけにはいかないんです」「療養に意味はあるのでしょうか」こうした問いに理屈で答えても、届きはしない。「仕事ばかりではなくて生活自体を楽しめること」、もっと言えば「仕事も含め、遊びや楽しみの要素を取り込めること」――うつ病の悪循環から解放されるために、欠かせない主題であるのだが、彼の切羽詰まった表情を見るたび、言葉は空しく響くだけだ。もちろん1F（福島第一原子力発電所）の現場がそう簡単ではないことも、理由のひとつだ。廃炉に向けての見通しも立たず、今もなお多くの社員が試行錯誤を続けている。さらには住み慣れた広い自宅から追われて暮らす、仮設暮らしの影響もあるだろう。

「震災前は、どんな趣味がありましたか」「小さい頃は、どんなふうにして遊んでいましたか」問うてもピンとこない様子だ。もっとも無理はないのかもしれない。生きるか死ぬかの緊張を強いられた原発事故後の非日常が、いま現在も続いているのかもしれない。これは避難生活の継続を余儀なくされている、数多くの人たちにとって共通の苦しみである。彼もかろうじて仕事に打ち込むことで、少しでも罪悪感を解消し、苦しみから抜け出そうとしていたのかもしれない。かといって中途半端な療養の成果で、再び勤務に戻すわけにもゆかない。過酷な労働により重大な事故を引き起こす可能性に加え、再び無意識のうちに追い込まれ、記憶も定かでない状態で、自殺企図に及ぶ可能性がないとはいえない。

私は思い出す。かつてのことを。こうして意識と無意識が交錯したまま、追い込まれてしまった方々のことを。ある人はぎりぎりで首にかけたロープが外れ、一命を取り留めたが、完遂してしまった方もないわけではない。かろうじてロープが外れた患者さんは、こう言っていた。

「あのときは本当に何も見えていない状態でした。会社の責任をすべて背負い、もう死ぬしかないと思い込んでいました。死ねばすべてが解決するんだって、それしか頭にはありませんでした。いまなら冷静に振り返れます。ただあのときは、もうすべては終わりだ。死ぬしかないって、そうした観念が頭から離れず、ただ一直線の道を行進するように、死に向かって突き進んでいったんです。まるでもうひとりの自分が、そう信じ込んでいるように。不思議とロープを鴨居《かもい》に結わえていても、恐怖は感じませんでした。そうするしかない。それしか自分に道はない。そうするしか遺された家族や会社が救われる方法はないんだって。それ以外思いつきませんでした」

精神科医としてこの言葉を忘れるわけにはゆかない。

本当に、無意識の底から死にたい人なんて、ほとんどいないといってもよい。ただ追い詰められて、四方から追い込まれ続けた緊張のなかで、本来頼れるはずの親や配偶者というよすがも見えず、ただ独り、死という観念に捉われ、突き進んでしまう。絶望もあろうがむしろ気を張った焦燥、内向する怒り、興奮状態が、死以外の選択肢を見えなくしてしまう。そういったぎりぎりの状態が、うつ病という病の極期にはあるのだ。罪責妄想という専門用語もあるが、そうした妄想に発展する以前に、彼らはこうした極限の緊張状態にいる。

自殺を防ぐ鍵はここにある。一人で不条理の罪を負わずに、誰かを頼り、怒りを吐きだし、ときには涙を流せること。束の間でも安心を得て、いわば普通にリラックスした、冷静で、解放された精神状態を取り戻すこと。

言うは易くも行うは難しいのが非常事態だ。震災後、いまだに多くの人々がこのぎりぎりの精神状態から抜け出せないでいるのかもしれない。震災関連の死者が後を絶たない、このフクシマという土地においては。


「すみません。奥さん。ところでご主人のご両親は、お元気なのですか？」

彼の療養が五か月目に入ったある日、私は彼の妻に伝える。

「はい。実家はやはり居住制限区域のため、県央の郡山市に、避難しておりますが」

「そうですか。一度クリニックまでご足労いただけるよう、連絡をお願いできますか」

「……はい。分かりました」

初老のご夫婦は、品のよい背広とスーツ姿で来院された。聞けば彼の父親は県外のご出身で、地元でも有数の工業高校を出て、草創期の1Fに勤めたとのこと。ここで地元出身の母親と出会い、T町に新築の住宅を建て、息子と娘をひとりずつ育て上げた。娘——患者さんの妹に当たる方は都内に嫁ぎ、彼のところと同じくやはり二人の孫がいるという。震災の二年前に定年を迎えてからは、奥様との二人暮らしで、子供二人を育て上げたT町の自宅で、庭仕事や川釣り、山登りを趣味に暮らしていた。

「震災後は仮設での生活ですが、それなりに我慢して暮らしています。それは長年住み慣れた家に戻りたくないといえば嘘になりますが、向こう（郡山）でも山の方に入れば釣りはできますし、まあ狭いところで窮屈ですが、やむをえないことです。自分たちの会社の不始末でこうなったわけですから」

「このたびは息子が、大変ご迷惑をおかけしました」

二人は深々と頭を下げる。

「……息子さんは責任感が強く、生真面目なところもあって、本人が自覚している以上に、自分を責めていらっしゃるようです。それもあって休職後も、膠着した状況が続いています。ただこうして無自覚に罪責感を負っているときが、もっとも危ない状態ともいえるのです。海に入水した当日の状況を、彼は今もなおはっきりとは思い出すことができません。意識に上らない罪責感に支配されている以上、未だに危険があるということです。療養し、三か月目になりますが、まだ心の底からは休めておらず、いつ同じことを繰り返さないとも限りません。本人は嫌がるでしょうが、生命に危険が生じる以前に、入院治療が必要になることも考えられます」

　ここまで自宅療養を行ってきて、何かあれば入院という話では、彼も納得しないだろう。しかしもし入院を回避するための条件として、希死念慮の有無を確認したとしても、意味はない。いくら自死に至る行為を避けるように約束できたとしても、うわべだけの約束を信じるわけにはゆかない。意識では自死を防げたとしても、無意識の領域が彼を死に誘うからだ。二十年以上もこの仕事に従事していて、私も見過ごすわけにはゆかない。無意識の中に根深く巣食う、彼の抱える罪悪感に、なんとか楔《くさび》を打ち込めないものか。氷が解けるための第一歩の、ぬくもりとなるヒントはないものか。

「当たり前のことですが今回の件――震災後の電力会社の対応や後処理の件で、一社員である彼だけが責任を負う必要はありませんよね。娘さんやご家族、ご両親も、避難生活や二次的な風評で苦しまれておりますが、彼ひとりが責務を負う必要はないのです。むしろ震災後二年近くも事故の収束のために、1Fで働き続けた功労者と言って差し支えはないでしょう。いまはしっかりと心身を休め、身体の寛ぎを取り戻すことによって、生き生きとした感覚を回復することが先決なのです」

　両親はしばらく黙ってうつむいていたが、母親がようやく口を開いた。

「あの子はおそらく、自分の仕事に、人一倍強いプライドを持っているのだと思います」

父が頷く。

「私もね、一応は同じ電力会社の出身なものでね。自分で言うのもなんですが、ある種の矜持をもって職務に長年、従事してきました。自分たちがこの国の未来を支える大切な仕事をしているんだって、今思えば食事のときに妻に話したりもしていましたし、いつのまにかあいつにも期待していたのかもしれません」

話によれば、農家の三男坊だった父親は、難関高を突破し、胸を張って福島に赴任し、当時稼働したばかりであった1Fでの仕事に就いた。T町に居を構え、妻を娶《めと》り、この土地に宿る自然と、新しいエネルギーへの希望、息吹のただ中に、彼を育てた。

「あの頃はアメリカの技術者も数多くこの福島に住み、休日になれば家族ぐるみでホームパーティーに呼ばれ、週末に居酒屋に行けば、社員も地元の商店街や青年会や、議員さんたち、誰もが肩を組んで飲み明かし、この街の未来を語ったものでした。川もあり、水もよく、山や海の幸に恵まれた自然のなかで、こうした新しい産業の先端がこの街に生まれ育つことを、多くの町民がおそらく誇らしく思っていたと思います」

「……なるほど」

「そんな話を、酒のつまみにあいつに聞かせていたことは事実です。お前、この町はすごいんだぞ、日本全国だけでなく、アメリカからも多くのトップエンジニアが来ているんだぞ、原子力発電は二十世紀最大の技術なんだぞって」

長男である彼は、父親の影響もあったのだろう。地元の有名高を出て、電力会社に就職、彼も同じように家族を設け、子供たちを育てる。順風で、曇りなき空に、突如襲い掛かったのが、今回の事故であるというわけなのか。

「子供の頃は、どんなお子さんだったのでしょうか」私は問う。

「いやあもう、普通の子ですよ。毎日学校から帰ったら、友達と飛び出して、釣りに行ったり、山登りに行ったり。遊びまわっていましたよ。日が暮れるまで。私も釣りが好きでしたから、いっしょによく連れていきました。弁当持って、一日がかりで。この辺りにはちょっと山の方に入れば自然のままで手つかずの、本当によい川辺がありましたから、昔は面白いように魚が釣れた。ヤマメもイワナも、すぐビクがいっぱいになるほど、いくらでも釣れました」

父の言葉に母も続く。

「中学でも生徒会長をしたり、いじめられた子をかばって喧嘩をしたり、正義感の強い子でした。親ばかのようですが、優しいところもうんとあって、私たちが言い争いをすると、間に入って笑わせて、気分を変えようとしてくれたり。気遣いもできる子だと思います」

話を聞き、安堵する。真面目で、正義感がつよいが故に、彼が背負うものは大きかったはずだ。しかしそれは彼を追い詰める反面、いま心理学で流行の言葉でいえば、彼の大きなリソース（資源）でもある。うつ病からの回復には、彼本来の生命のリズム、生き生きとした記憶、身体感覚を取り戻すことが欠かせない。そして彼自身が培ってきた誇り、育んできた矜持、自信の回復も。私は両親に頼んでみる。

「お父さんは、今でも釣りに行かれるとおっしゃっていましたよね」

「ええ、まあ、会津のほうまで行けば、まだまだよいところはありますから」

「息子さんの療養中に、一度いっしょに行かれてみてはどうですか？　何十年ぶりになるかもしれませんが」

「え……？」

「お母さんにお弁当つくってもらって。山歩きでも、よいですけどね」

「あ……はい」

翌週の面接のときに、彼は伝えた。

「先生も、変なことを指示するんですね。親と釣りに行ってみろだなんて」

「ええ、まあ、それは、その……」

怒ったような、ぶっきらぼうな口調だったので、かなり焦った。

「どうなんですか。先生のご指示なんですか。やっぱり」

「いや、それは、一応……まあ」

「……」

「どうなんですか。答えてください」

沈黙が過ぎ、出過ぎたマネだったかと後悔しかけた瞬間、笑顔がこぼれた。

「いや、いいんですよ、先生。ごめんなさい。ありがとうございます」彼は続ける。

「いきなり釣りだなんて言われて正直、面食らいました。は？　釣り？　となんだか狐につままれたような気がして、行くもんか、そんなの行ってる場合か？　って最初は思いましたよ……。でもお袋があんまり頼むもんだから、お父さん仮設で気が滅入っているから、閉じこもりになったら大変だから、とにかくいっしょに行ってやってくれって、そんなふうに真顔で言うもんだから」

「ええ」

「でもやってみるもんですね。初めの一匹を釣り上げてからは、どんどん思い出しましたよ。ヤマメはね、先生。合わせるのが難しい魚なんですよ。イワナと違って警戒心が強いですから。水中での餌の流れを頭に描き、アタリが来たら、ちょんと針を掛けるように合わせなければなかなか釣れない。でもこれが面白いところなんですよね。イワナと違って」

「なるほど」

「それでいてこちら側が魚に見られたら絶対に釣れませんから、そおっとヤマメの居そうな淵を探して、背後から姿を隠して近づいて行って、気づかれないようにすっと餌を流すわけです」

「はい」

「まあずいぶん久しぶりだったので、さすがに親父には負けましたけどね」

そこで彼は一息入れた。

「でも何匹か釣り上げたところで、気が付いた。あれ、親父はずいぶんうまいし、会津の川岸もかなり奥まで入ってゆくし、ああ、この辺りもよく知っているんだなって……。なんだ。じゃあ親父のためじゃなくて、自分のために、お袋は釣りに行くように言ってくれたんだって。これはいっぱい、食わされたんだなって。なんだか照れくさくなって、お袋を問い詰めたら、先生が勧めたなんていうもんだから……」

「いや、まあ、その……少しでも、あのね、楽しさ、というか、そこまではいかなくても、ちょっとでも生き生きとした感覚を、取り戻してくれないかな、と思いまして」

彼は少しだけ黙ったあと、こう続けた。

「震災後の四十日間は、本当にきつかった。家にも帰れず、1Fと2Fの間を行ったり来たりで、外部からの連絡が完全に途絶えた状態でした。そのなかで実は亡くなった先輩もいたのですが、医者も来ることができず、遺体をどうしてやることもできず、自分たちだけで供養することもあって……」

「……はい」

「そのうち食糧も不足してきて、出るな、帰るな、お前らはここの社員なんだからなって言われても、抜ける人はいつのまにか抜けていって、残る人だけ残って、事務所で毛布にくるまって寝て、寒さで目が覚めて、日が上がれば建屋の状況を見に行って……」

「……はい」

「いまこうして休養を取らせてもらって、いくらか眠れるようになってからは、不思議とそのときの状況が鮮明に浮かんでくるようになりました。亡くなった先輩の赤ぶくれした顔や、遺体の重み。津波の凄さ。社に勤めていた看護師さんも含めて、残った社員で励まし合って、あの四十日をなんとか過ごしたことが」

「……はい」

「だから休むなんて許されないと思っていました。いや休むという感覚さえなかったと思います。そうやって事故の収束に向けて、ただひたすらにやるしかなかった。亡くなられた方もいるわけですから。自分たちがやるしかないって。四の五の言ってらんないんだって。そう思って無我夢中に、ただ毎日やるべきことを、それからもしてきたのだと思います」

「……はい」

「やがて娘たち家族も避難先から戻り、仮設住宅からではありますが、学校も決まり、これからだっていうときに、娘があんなことになってしまって」

「学校でのことですね」

「はい。自分たち家族はやはりどこかで、この電力会社の社員であることを誇りに思っていたのかもしれません。あの事故が起こる前までは。だから逆に震災後は肩身が狭く、人を避け、風評を恐れざるをえなかった。そして案の定それが仇《あだ》になって娘を追い詰めてしまったのかと思うと、居ても立ってもいられなくなって。……自分がこんな会社にさえいなければよかった。自分がこの道を選んだのが間違いだったたって、それしか思えなくなって、じゃあいったい何のためにおれはいままでやってきたんだ、何も意味がなかったんじゃないかって、まあ、いま思えばですけどね。そんなふうに思いつめたのは事実だったかもしれません」

「……はい」

「奥さんにも、ご両親にも、相談はできなかった？」

「言えるわけないですよ。震災後の四十日は無我夢中でしたし、それからも会社の不祥事をなんとかしなきゃ、自分たちがなんとかしなきゃって、そればかり思ってやっていたんだと思います。そういう意味では親父のいうように、会社と自分自身をひとつに見ていたところはあったのかもしれません」

「お父さんとも、話せたんですね」

「……はい。実はあれからまた釣りがてらではありますが、親父と話す機会が増えました。俺だって定年前は会社を辞めるかどうか、迷った時期もあったんだって、親父はそんなふうに話してくれました。（原発への）賛成、反対の問題も含め、様々ないざこざもあったんだって。人がたくさん絡んでくると、いい加減な人間も出てくるんだと——。確かにお前が小学校くらいのときは、よい時代だった。多くの人が原子力を受け容れ、俺たち社員も新しい技術に携われる喜びに沸いていたし、町にもずいぶん活気があった。でもそれも時代なんだ。もちろんお前が入社してからも、誇りと気概をもって働くために十分な会社であることに違いはない。俺たちだって当初から一点の曇りもない安全操業をめざし、自分でいうのもなんだが社員それぞれがみな高い問題意識を共有し、厳しく原子炉の管理をしてきたつもりだ。誰だって真面目に取り組んでいたし、そんなことは社員なら当たり前のことだった。だからいまになって原子力ムラの隠蔽体質がどうのこうのと外部から言われることには異論もあるし、異論を唱えることができるほどの矜持を持って、この仕事を生業にしてきたつもりだ。誰に恥じるものでもない。誰に屈するものでもなかった。……でもなあ、○○（本人の名）。会社は会社で、お前はお前だ。会社がお前自身でないのも事実だ。俺たちの時代は確かによい意味で会社と一心同体になり、ともに生きた時代だった。でもいまはどうか――。震災という非常事態を経て、お前は本当によくやった。それだけは間違いないことだろう。会社がどうのこうの、人の噂がどうのこうのというのではなく、そうやって働いた自分自身に、誇りをもってもらいたい。まあ、そう暗い顔をせずにいてほしい。魚だって逃げちまうから。大変な後始末をお前たちの世代に残してしまった、馬鹿な親父の一言だと思って聞いてほしい。お前は四十日間免震棟で、恥じることなく自らのできることを全うした。それからもずっと張りつめた緊急事態で、黙って勤務を続けてきた。そのことに誇りを持てなくてどうするんだ。そうできた自分を信じられなくてどうするんだ。……そんなふうにも言ってくれました。釣りでは負けるわけにはいかない頑固親父の一言として、それだけは聞いてほしいって」

およそ半年間の療養を経て、無事職場に復帰した彼は、これまで通りの仕事をこなし、いまもなお1Fでの勤務を続けている。復職に際し、現場ではなく、デスクワークに異動する案や、原子力以外の発電所に移る話もあったのだが、彼は迷わず現場への復帰を望んだ。それが自らを追い込んだがゆえの苦渋の選択ではないことを、何度も彼と確認した。もちろん仕事である以上残業もあり、休みはやはり少ないようだが、気負うことなく廃炉へ向けて、やるべきことをひとつずつやってゆくのだと彼は言う。このところはいわき市でも比較的土や水のよい土地に、小さいが陽当たりのよい畑を借りて、休日は野菜を作ったりもしているという。何でも奥さんが農家の出で、彼の父親も同じ農家の三男坊だったというから、気が合うらしく、郡山からご両親もしばしば来るようになったのだと。春になればいわきの釣り場も探してみると、彼は話した。まだ放射線値が高くて食べることは難しいですが、その分イワナにしてもヤマメにしても、大物が釣れるかもしれないですしねと。娘さんも市内の高校への入学が決まり、一応はいまのところ一安心ですと。

彼のように人生を賭けて、震災後の非常時を支えてくれた人たちがいることを思うと、頭が下がる。事実メルトダウンした原子力発電所の急場を守った人たちの多くは、同時に地元出身のこうした被災者であり、それでも家族を避難させ、狭い寮や仮設住宅に暮らし、職務遂行に生命を賭けた。過度の美化は差別と紙一重の構造を有するから、持ち上げすぎることは避けなければならないのだが、もし彼らがいなければチェルノブイリを越える惨事も免れなかっただろうと言われている。

しかしそれだけに彼らにかかった負担は大きく、一歩間違えば取り返しのつかない事態を招くことだってありえたことを記したかった。本来なら胸を張って生きてゆくべき人たちが、こうした二次的な差別、風評被害で居場所を追われ、追い詰められる。事態は震災から四年半を過ぎたいまになっても、風化されない。

一度原点に立ち返り、彼本来の生命のリズム、よろこび、培ってきた自分自身への誇り、心身の寛ぎを取り戻すことが、回復へのちから、道標となる。

また同時に震災時の外傷を含め、いまだに仕事を続けることができないでいる多くの人たちがいることも、忘れてはならない。残って発電所の非常事態を守った方々はもちろん立派と言われるだろうが、そうできずに避難したり、職務が困難になった方を、非難することは許されない。むしろこうした多くの方こそ、その内側に抱える苦悩、罪悪、無力感は計り知れない。人はそんなに、強くない。自分を責めず、恥じることなく自らを受け容れ、彼本来の生きざまを回復してゆく必要がある。

第三章　故郷の喪失

仮設住宅で異臭騒ぎがあるということで、往診にでかけたのは、震災から一年九か月が過ぎようとする、二〇一二年も押し迫った暮れのことだ。

依頼に来た支援相談員によれば、どうも半年ほど前から、異臭の苦情があり、隣の家を調べてほしい、自分の家を調べてほしい、隣の隣の家も調べてほしいと懇願し、臭いなどしませんよ、と言っても聞く耳を持たず、隣や、隣の隣の家への苦情を繰り返すものだから、結局半年で向こう三軒の世帯はいずれも別の仮設住宅への引っ越しを余儀なくされ、そうなると今度はこんな苦情を相談員に訴えるのだと。

「部屋に化学兵器が仕掛けられている。そこから化学物質の臭いがする。このままでは危険なので、取り除いてほしい」

支援相談員としては、彼女を別の仮設住宅に移すことも考えたというが、移った先で同様の訴えが出たのでは、また近隣に迷惑をかけてしまうことが必至である。それでなくても避難者それぞれが大なり小なり、我慢しながら仮の日常をやり過ごしているのが、仮設住宅の現況なのだ。これ以上のストレスを他の避難者にかけたくないのはやまやまである。この執拗な訴え自体を、何とかできないものなのか。これは精神的な異常、あるいは症状であるのかどうか。そうであるなら、治療の余地はあるのでしょうかと。

「そうですね。彼女は独り身、なんですね。身内はいらっしゃるのでしょうか」

「震災前に住んでいたK村でも、同居していた母親を亡くされてから、この十年くらいは独り暮らしだったようです。弟さんが一人いらっしゃるようですが、関東の方で所帯を持たれていて、長期間連絡はないようです」

「……そうですか。分かりました。ひとまず弟さんに連絡して、往診の許可が得られるかどうか。それと震災前のK村で彼女の様子をいくらかでも知る人がいらっしゃるかどうか、当たってみていただけますか」

「はい、やってみます」

こうして実際の往診の際には、千葉に住む弟さん夫婦、K村で彼女の自宅近くに住んでいたというIさんも来てくださり、相談員と私とを合わせ総勢五名で仮設住宅を訪れることになった。Iさんに至っては県央の郡山市から、バスに乗り二時間かけて来てくださったとのことである。小柄で少しぽっちゃり目の笑顔がとても素敵な女性だ。

通常の診療を終えたばかりの土曜午後だが、冬の日没はずいぶん早く、既に夕餉の時間になってしまった。夕暮れに沈む仮設住宅の換気扇からは、魚の焼くにおいや、ご飯のにおいだろうか、空気が澄んで冷たいせいもあるのだろう、湯気が形となって吹き出ている。対照的に、訪問予定のお宅の玄関先には、冬枯れのプランターが入り口を塞ぐように積み上げられ、それらが玄関灯に照らされ、浮き上がると、まるで入室を拒もうとするバリケードのようにに見えなくもなかった。

支援相談員が先頭に立ってチャイムを鳴らす。少し間を置き、足音が聞こえ、さらにずいぶん時間を要した後に、チェーンロックの解除音が聴こえ、扉が開いた。

「こんばんは。○○さん。今日はね、○○さんの様子を心配した弟さんご夫婦と、ご近所にお住まいだったIさん。それに臭いの先生もいっしょなんですよ」

現れたのはマスクを付けた、白髪交じりの蓬髪《ほうはつ》の女性。痩せ細り、背を丸めた格好で、目は合わせず、視線は上げない。

「なんで＊＊（弟の名）を連れてきたんだ。話すことなんて何もねえよ。臭いの調査って言うからずっと待ってたんだ。早くしてくれ」

あからさまに警戒の強い口調である。

「遅くなってすみません。いま先生を紹介します」

「初めまして、いわき市＊＊から来ました、＊＊と申します」

早口の初老の女性に対し、あえてゆっくりとあいさつをする。

病院の先生というと、彼女は会おうとしないだろうから、ひとまずは「臭いの先生」ということになっているのだと、事前に相談員から伝えられていた。もちろん本来診療というものは、それを受ける方の依頼によって行うことが大前提であるから、こんなふうに医者であることを隠すような形で訪問する苦労はないはずなのだが、こうした止むを得ないケースも少なからずある。

例えば幻覚や妄想に支配されて、本人に「病識」という名の疾病の自覚がない場合で、彼ら自身に身の危険があったり、周囲に迷惑をかけているとき――まあ今回のケースにしてもまだ診断はできていないが、何らかの精神疾患が疑われるため、依頼により訪問したわけだが――やむなくこんな形になってしまう。

「○○さん。覚えてる？　Ｉです。向かいに住んでいた、Ｉです。久しぶり～」

「ああ」

マスク越しの女性の目つきが一瞬だが変わった。「ああ、そうげ。今は？」

「うん。郡山の、やっぱ仮設にいんだ。＊＊さんや＊＊＊さんも、近くにいんだよ。元気だけど、大変だよ。やっぱ」

「ああ、そうげ」

再びうつむいてしまったが、Ｉさんのおかげで場の雰囲気が、少し緩んだ。

「……では、よろしくお願いします」

相談員とともに、仮設住宅のなかへ案内される。廊下に小さなキッチンがあり、奥に六畳のカーペット間が二部屋。両方の部屋ともに透明の衣装ケースが無造作に置かれ、ちゃぶ台の他にテレビもなく、携帯ラジオが見当たるだけで家具らしきものはなさそうだ。外が暗くなってきたせいか蛍光灯の白色光がやけに明るく、寒々とした印象は否めなかった。カーテンも閉め切ったままの様子だ。向かって右側の部屋の奥に重ねられた衣装ケースの上にぽつりとひとつ、位牌があった。位牌の傍には、水の注がれたコップが置かれ、小さな茶碗と、硬貨が何枚か供えられてある。その部分だけがほんの少し暖かく感じられた。

「臭い、すっぺ。隣の部屋から、だっぺな。薬か何か、化学洗剤みでえな」

それから彼女に隣室を調べるよう、懇願される。以前から同様の訴えがあったため、支援相談員がすでに管理人から鍵を借りて用意していた。

「どうですかね。臭い、ですか……」

隣の部屋も同じ間取りだ。こちらは人が住んでいない分、部屋の芯から冷え切っていた。もちろん臭いなどしない。部屋から部屋へと移るときに、斜向かいの住宅からだろうか、湯気に乗った夕餉《ゆうげ》の香りがしたくらいだ。

「調べてください。お願いします」

蓬髪の女性が頭を下げる。押入れくらいしか収納はなく、もちろんそこにも何もない。開けて、なかを見渡し、また閉じる。隣室の押入れも、同様にする。彼女といっしょに繰り返す。

「床下も、見せてけろ」

「え？」

「何か発生器みてえなの、隠されてんだっぺ」

真剣な表情に、余裕はない。くたびれたマスクから覗く目を見れば、差し迫った様子が窺える。幻覚妄想と言ってしまえば、それまでである。しかしどうしてこんな切実な妄想に、彼女が苦しまなければならないのか。相談員に目配せすると、やりましょう、と視線が返る。郡山から見えたIさんもさすがににこやかな表情こそ薄らいだが、頷いてくれる。

それからは灰色のカーペット敷きを引き剥がし、私と相談員の女性と二人で、床板を上げた。つくりがまだ新しい、コンクリートの簡易基礎が剥き出しになる。埃くさい臭いさえしなかった。おそらくゴキブリも住みつかないほど、冷え切っている。もちろんそこにも何もない。

「やはり何もありませんね」

「こんだけ（臭いが）ひでえのに、何でだっぺ」

蓬髪の女性はにわかに落ち着きを欠き、身を屈め、膝をつき、頭を基礎のコンクリートに潜り込ませるような格好となり、床下を見回す。起き上がると素早い動きで別の床板を引き剥がそうとする。

「大丈夫です。〇〇さん。安心してください」

「んじゃあ、どこさあんだっぺ。発生器は?」

憔悴しながらも、揺るがないまなざしに、圧倒されそうになる。苦しみが直に伝わってくる。

「どこにも仕掛けられていないと思います。安心してください。それにこれは……この臭いは……」躊躇《ためら》いながらも付け加える。「少なくとも有害なものではなさそうです。だからひとまず、安心してください。どうかよろしく、お願いします」

根拠のない理屈だったが、伝えるしかない。臭いを否定するわけにもゆかない。彼女の切実さを思ったならば。でもどうにかして安心してもらいたい。それぐらいしかできようがない。

「ここさなければ、あっちの部屋に、あんだっぺな」

結局もうひとつ隣の部屋も、同じように床上げし、いっしょに調べた。そのあいだ、背後からではあるが弟夫婦も見守ってくれ、ことの重大さは理解してくれたようだ。それだけでもすっかり闇に包まれた仮設住宅を二時間かけて捜索した意味はあった。K村出身のIさんは時折悲しそうな顔を見せながら、付き合ってくれた。もちろん彼女は納得せず、不安は手に取るように伝わってくる。それが幻覚妄想に基づくにせよ、不安や恐怖で生活がままならないのは事実である。なんとかしてあげたいが、どうすればよいものか。

「確かに臭いの原因は、今日のところは、はっきりしませんでしたが、どうか少しでも安心してください。有害なものではなさそうですから」

彼女はうつむいたまま、返事をしてくれない。が続ける。

「臭いというのは感じる側の条件によっても変わりますから、◯◯さんが少しでも安心して生活してくださることが大切です。安心して日々を暮らせるようになると、臭いも減ってくるものです。そのためにはよく眠り、食べ物をおいしく食べることができるかどうか。それが一番、大切なのです」

伝えると支援相談員も後に続いてくれる。

「臭いのこともありますが、◯◯さんが痩せてきたことを心配して、私も先生に相談したのです。このところ眠れなかったり、胃の痛みなどはありませんか」

やはり返事はしてくれない。怪しまれないように、続けなければならない。

「私は医者でもありますから、もしよければの話ですが、胃の調子を整えるお薬をお出ししたいのですが、よろしいですか」

「そうね。○○さん。先生がせっかくそうおっしゃってくれているんだから、ぜひ、ね。お薬出してもらいましょうよ。ちゃんとご飯食べられるように、ね」

相談員の後押しの背後で、K村のIさんも人のよさそうな顔で頷いてくれる。

それきり彼女は黙り込んでしまい、返事はなかったが否定もなかった。こころなしかわずかだが、マスク越しの表情が和らいだ気がしないでもなかった。もちろん暗がりのせいかもしれない。日を替えて弟夫婦も話をしてみるとのことで、後日連絡を待ち、必要ならお薬をお出しする約束を再度確認したうえで、仮設住宅を後にする。オリオン座が目の前にひときわ明るく見えた。

「了解不能な妄想、というわけではなさそうですね」

後日診察室に処方箋を取りに来た、相談員と弟夫婦に私は伝える。

「といいますと……」

「荒唐無稽な、いわば精神病による妄想ではなさそうだ、ということです」

「……はい」

「彼女が住んでいたK村は、のどかで、ゆったりとした時間が流れ、とてもよいところだったと聞いています」

「そうですね。村のほとんどの世帯が小さいながら田畑を持ち、阿武隈の山々に囲まれた土地柄で、不便ではありますが豊かな里山といったところです。沢が流れ、山菜に恵まれ、私たちも数年前に義姉さんの住む夫の実家を訪れた際、彼女が育てた野菜を車いっぱいに頂いて帰りました」弟の嫁がそう答える。「おそらく自然のなかで義姉さんは、静かながら一人の生活を楽しまれていたのではないでしょうか」

「だと思います。家内が言うように少なくとも震災前に訪れたときは、小柄な姉ですが今よりもっとふっくらしていて、ずっと元気な様子でした。県道からさらに奥まった本当にこじんまりした集落ですが、その分隣近所との付き合いは濃く、先日来ていただいたＩさんを含め、何人か共同で機械を借りて、米の作付けや最近は蕎麦の栽培もしているのだと話していました」

「……なるほど」私は伝える。

「化学物質を思わせる異臭、目に見えないものが隣の部屋に仕掛けられているという恐怖、妄想的不安。容易に連想できるものですが、やはりそういうことなのだと思います。問題はそれがなぜ、あの事故から一年九か月が過ぎた今になって現れてきたのか」

放射能の汚染は目に見えない恐怖となり、様々な症状として出現していた。子供であれば悪夢や夜尿、退行といった子供返り、小学生になればうがいや手洗いなどの強迫症状、チック症状、思春期であればこれに加え、頭痛、腹痛などの身体化症状、心気症状（自分が重い病気に罹患《りかん》したと思い込む症状）、そしてひきこもりやときには被害妄想、加害妄想などに発展することもある。他者というものが明確に意識される年齢だからだ。大人になれば不安、抑うつが深刻となり、数々の強迫症状、身体化症状、心気症状に加え、やはり妄想反応も現れやすい。このケースも無論、例外ではないだろう。つまりは放射線に対する意識下の恐怖と、単身で孤立した避難生活が重なったが故の幻臭、そして妄想反応と推測できる。だがなぜそれが彼女にいま現れているのか。

「私が……あまり関わらずにいたのも原因かもしれません」弟は言う。

「私たち姉弟は、小さい頃に父親が出て行ってしまい、母の手一つで育てられました。母親は自らの両親から譲り受けた畑を持ち、自分たちが食べる分の野菜を作り、多く採れれば周囲に配り、それで何とか生活も賄えていました。いまでは考えられないことですが、貧しくも豊かな生活だったのだと思います。姉は一度上京しましたがすぐに戻り、母と暮らしてくれました。リウマチで身体が不自由になった母親の介護が必要になったからです。姉は母の畑を引き継ぐ形で、年金もあり、細々と暮らしていたようです。それをよいことに実家に帰ることも減り、長い間私たち夫婦は、姉たちを放っておいてしまいました」

「お母様が亡くなられたのは？」

「もう十二年も前のことですよ。急の脳出血でした。あっという間です。それからは毎年秋になれば収穫したお米と野菜を送ってくれて、それに対してわずかばかりのお礼をするくらいの付き合いしかなくなってしまった。震災後も無事避難しているとの知らせがあり、訪れることはしなかった。姉がどんな思いで、独りで暮らし、この仮設住宅での生活を送っていたのかを、想像することさえ怠けてしまった」

「これからどう、暮らしてゆけるかですね」相談員は言う。「近隣の苦情も増えていて、正直これ以上あそこに住むのは難しいと思っています。本人の了解を得て、別の場所を探したいところですが、独り暮らしがこれ以上可能かどうか……」

「お薬は飲んでくれていますか？」

相談員に、私は問う。反応性の妄想にせよ、薬の効果は期待できる。ちょうど胃薬でもあり、抑うつや妄想の軽減作用を有するものを処方したから、飲んでくれさえすれば、幾分はよいのだが。

「そうですね。何とか服用されているとのことで、少し食欲も出てきたようです。臭いに関しても、前ほどの執拗な訴えは減っています。ただそれでもやはり隣室が気になるようで、昼間から何度も部屋を出たり入ったり、落ち着かない様子は続いているようです」

「そうですか……少しは楽になってくれればよいのですが」

しばらく間があったあと、弟が話す。

「それでね、先生。私たちも相談したのですが、向こうに引き取るか、こちらに私たちが越すかして、いっしょに暮らそうと思っているのです」嫁も頷く。

「幸い子供たちも昨年、巣立ちましたし、これまで何もしてあげられなかった義姉さんに、何とかよくなってほしいのです」

「……そうですか。よかったです。しかしK村は帰還宣言が出されたものの、まだ場所によっては帰村が認められてはおりません。残念ながら彼女の暮らしていた地域の避難解除は行われておらず、いますぐには戻ることができないのだと、相談員から聞いております。かといって彼女が千葉に行くというのも、いまの病状を考えると難しい話ではないのですか」

「ええ……それは十分分かっています。村に還ることが難しければ、先ほど支援員さんともお話しさせていただきましたが、このいわき市で暮らしやすい場所を探して、移り住んでもよいと考えています。あれだけ畑を大切にして、野菜を送ってくれた姉ですから、もう一度、畑のある生活を送らせてやりたいのです」

私も頷く。なるほど、畑か。彼女の仮設住居の入り口に積み上げられた、干からびたプランターを思い出す。確かに荒れ果てたプランターだが、あれだけの数のプランターを入居当時の彼女は購入し、自ら育てようとしていたのだ。トマトであったか、ナスであったか。仮設に入った初めの年は、収穫もできていたのかもしれない。希望を捨てず、おそらくではあるが、母から譲り受けたK村の畑に戻れる可能性を信じ、作業を続けていたに違いない。

「私たち夫婦も時間をかけて、姉とコミュニケーションを取ってゆきたいと思います。これからもよろしくお願い致します」

「こちらこそ、よろしくお願い致します」

それから何度か相談員と仮設へ出向き、話を聞いた。月に一度ほどの頻度であったが、彼女の様子はわずかながらも回復に向かっているようだった。いまだ近隣住民との交流はなく、臭いも気になってはいるようだったが、前ほどの切迫感はなく、身なりも自然に整ってきた。

「これからもあいつら（弟夫婦）には迷惑かげねえ。村さ戻れればそれでええ、いっしょに住みでえわけでねえんだ。おっかさんもそうやって（人に迷惑をかけず）生ぎてきたんだがら、おれもそうしで生ぎでゆぎでえ」笑顔はないが、そんなふうに調子のよいときにはマスクも外し、話せるようになってきた。「あと何年かがってでもええ。帰ればええ。ご先祖様の土地だっけな」と揺るぎのない口調で言った。弟夫婦もそれならば、と千葉へ戻った。季節も巡り、桜の季節も間近である。しかし安定してきたと安心できたのも束の間だった。


「先生。〇〇さんが、救急車で運ばれました」

「運ばれたって、いったいどうして！」

「詳しくはまだわかりませんが、私が訪ねたら部屋の隅に倒れていて」

「それで意識は、大丈夫なのか！」

「はっきりとは分かりませんが、救急隊が呼びかけても返事はないように見えました。私もいまから搬送先へ向かいます」

電話は切れた。診療を続けながら、待つしかない。とにかく生命が無事であることを、願うしかできない。

すぐに救急に入院になった彼女は、幸い生命に別条はなかった。しかし自死を試みたことは事実であると、後日送られてきた情報提供書には記載があった。首には帯紐の跡がくっきりと残り、失禁もあったというから、意識も完全に失っていたはずだ。ドアノブにかけた紐が外れ、致命傷には至らなかったのだろうと、救急の医師はそう伝えた。千葉からは弟夫婦が駆けつけ、姉である当人の容態を確認してから、私のところへも来てくれた。

「しばらくは同じ総合病院の精神科にベッドを移して、療養することになりました」

「そう……ですか」

「先生には本当に、お世話になりました」

「ちからが足りず、このようなことになってしまって……」

「そんなことはありません。私たちこそ姉の抱える寂しさを受けとめてやる必要があったことに、改めて気づかされました」

「やはり私たち夫婦がこちらへ来て、義姉さんの面倒を見ようと思います」

頭を下げるご夫婦を前に、私も頭を下げるしかない。しかし当の彼女の気持ちは、どうなのか。「おっかさんもそうやって（人に迷惑をかけず）生きてきたんだがら、おれもそうしで生ぎでゆぎでえ」自死を試みるほどに追い詰められた彼女の気持ちは、どうなのか。「あと何年かがっでも帰れればええ。ご先祖様の土地だっけな」揺るぎはないがその分いま思えば余裕もなかった。位牌がぽつりとあるだけの、仮設住宅を思い出す。テレビは置かれていなかったが、ラジオからは日々放射線量と、K村でも彼女の住む地域——半径二〇キロ以内の土地は未だに帰還の見通しが立たないと、情報は常に流されていたのだ。

「不謹慎な質問で、気を悪くされないでください」私は問う。「でもひとつだけどうしてもお聞きしたいのです」

「……はい」

「仮設住宅に帯紐があったと聞いていますが、あの仮設住宅に着物があったということですか」積まれた衣装ケースの隅に位牌と供え物が置かれただけの、殺風景な部屋を思い浮かべる。箪笥すらも見えなかったと記憶している。

「着物……ですか」ご夫婦は目を見合わせる。

「姉の着物姿なんて、見たことはありません。姉は結婚することもなかったですから。……あるとすればもしかすると、成人式のときのものをずっと大事にしていたということでしょうか。もう四十年以上になるはずですが」

「なるほど、成人式の着物……」

「亡くなった母が無理をして、用意したものなのかもしれません。私はまだ小学生でしたから、晴れ着など購入できたのかどうかも分かりませんが、まあ家計は苦しかったですけれど、もしかするとそういうことは、あったのかもしれません」

「……どうもすみません。立ち入ったことを。ありがとうございます」


弟夫婦が帰られた後、独り、診察室で考える。今回の自殺企図が、防げなかったその理由を。考えて次の診療に生かさなければならない。

冬にあった幻臭と、それによる被害妄想は明らかに軽減していた。笑顔までは見えなくとも、マスクを外して応対してくれるようになっていたし、他者への警戒心、放射線への恐怖は格段に減っていたはずだ。一見誰が見ても、よくなっていた。ではどうして。

もちろんうつ病の場合、回復期に自殺企図が少なくないことは、周知である。多少なりともエネルギーが戻り、現実に向き合えるようになると、逆に現実が見えてしまうから危険なのだ。彼女の幻覚や一連の妄想も、同じように考えられるのではないだろうか。

きっかけは震災後の放射能汚染であることに、間違いない。彼女は母親の介護をしながら、母とともに暮らしてきた土地を、突如追われた。仮設住宅で近隣との交流もなく、生業《なりわい》としていた野菜作りもできず、加えて目に見えない放射線への恐怖は続いていたわけだから、あのような妄想が現れたとしても不思議ではない。しかしここで考えなければならないことがある。幻覚が、妄想が、彼女を守っていたかもしれない可能性について。差し迫り、臭いの発生器を探そうとする、彼女の形相を思い出す。苦しく、辛い症状のさなかに彼女が追いやられていたには違いないが、症状は弟夫婦を呼び寄せ、私たちとああした形にせよ、コミュニケーションを可能にした。

「おっかさんもそうやって（人に迷惑をかけず）生ぎてきたんだがら、おれもそうしで生ぎでゆぎでえ」彼女は言った。長い間一人で生きてきた彼女は、誰に助けを求めることも、誰に弱音を吐くことも、自分自身に許さなかった。震災後、仮設住宅に追われながらも一年半以上、そうやって独り、暮らしてきたのだ。しかし亡き母の面影も、野菜を育てるための土地もないこの場所では限界があろう。冬枯れのプランターを思い出す。表向きは放射線への恐怖、原発事故による理不尽な故郷の剥奪が生んだ、幻臭である。しかし全ての症状の発現には、意味がある。これも精神分析の智慧が教えるところだ。彼女は症状を表すことによって、初めて人との関わりを求めることができた。もちろん無意識の水準の話ではあるが。逆に言えばこうした形においてしか、彼女は人に頼れなかった、ともいえるのではないか。だから幻臭や被害妄想といった一連の症状が治療によって和らげられたことにより、再び孤独に陥ってしまった。恐怖や差し迫った幻臭の苦しみは遠ざかったが、より根本の孤独に向き合うことになってしまった。加えて帰還の見通しが立たないという現実も直視せざるをえない日々が続いた。それが故の絶望、怒り、自殺企図ともいえるのではないか。

一度振り出しに戻る必要がある。

ただ単に症状を取り除くことが、治療ではない。

彼女が関わることのできる人間関係を再構築し、彼女を支え続けることが、治療なのだ。時間をかけて、どうにかして。

この原点を見失い、安易な治療が行われると、どんな悲劇も招きかねない。

総合病院精神科での入院加療を経て、彼女は再び、退院前に来院してくれた。K村は大部分の避難指示が解除されたが、住民の帰還が進んでいるとは言い難かった。残念ながら彼女の居住する地域の解除はまだであり、弟夫婦の働きかけによって、いわき市内でも比較的住環境のよいO村に、借り上げの戸建て住宅が見つかりそうで、近々ともに越す予定もあるのだという。

「あそこならところどころ田んぼが戻ってますし、土がよいせいもあるのでしょうか、畑での作付けも広く再開しているようです。小さいですが庭もありますから、仮設に戻るよりはずっとましだと思うのです」

「私たち夫婦もちょうど田舎暮らしをしたいと思っているところでしたので」

入院により、幾分頬がふっくらとした彼女はうつむいたまま、話を静かに聞いていたが、最後に目を上げ一言だけ、言った。

「すまねえ」

「え?」

「話はありがてえけど、迷惑はかけたぐねえんだ」

「そんな……義姉さん?」

「迷惑なんかじゃないんです。私たちもこっちに住みたいんです」

少し間を置いた後、彼女は落ち着いた口調でこう続ける。

「前のところで大丈夫だ。臭いもしねえし、もうお隣さんに迷惑かげることもねえと思う。自分でも分がっから大丈夫だ。だがらみんな安心してくれろ」

三か月近くに及ぶ入院加療により、幻臭も被害妄想もかなり軽減されているようだった。食欲も戻り、野菜をおいしいと感じられるまでに回復したと、退院前サマリーに添付された看護記録には、そうあった。入院中も位牌を持ち込み、毎朝亡き母への祈りを欠かすことなく、生活されていたという。さっぱりとした彼女の横顔に、私は問うた。

「もうお母さんのところへ行こうということは、ないのですね」

「……はい。すまねがった。ご迷惑をおがけして」

「避難生活がまだまだ続くなかで、こんなことを言うのもなんですが」

「はい」

「何かこれから、やっていきたいことはありますか？」

「んだね。村に戻りでえ気持ちは、変わりねえけど、難しいごとも、分がってんだ。仏壇だけでも、ウチがら持ってきでえけど、しばらく帰ってねえがら、どうなってんだか」

「行ってみますか。一度、いっしょに。避難指示は解除されていませんが、昼間なら＊＊地区にも入れるみたいですよ」支援相談員がそう伝えた。

「んだね。ありがたいね」

「それにIさんも遊びに来てくれるって、このあいだ言ってましたよね」

彼女の入院中に、有り難いことに郡山に住むIさんは、遠路はるばる高速バスで、二週に一度は彼女のもとへ面会にきてくれていたらしい。Iさんにしても、同じく行政の線引きにより帰還できない避難者の一人だが、彼女は小柄ながらコロコロとした体格で、どこか周囲を幸せにする明るさがある。

「これ見てくださいよ。先生」

相談員が私に写真を渡す。つい最近の病院中庭での写真の他に、この場所はK村の彼女の自宅の庭なのだろうか。ところどころ雪が残る陽当たりのよい地面を這うように、たんぽぽ――ではなくこれはどうやら福寿草のようだ。鉢植えだと茎が伸び葉も広がってしまう印象だが、この写真の明るい花は、大地から直に咲き、鮮やかにそちらこちらに花開いている。福寿草は根が大きく鉢より地植えがよいというが、こんなにも一面に増えるのだろうか。橙色の花に囲まれ、陽射しに目を細めて座る、若かりし日の二人の写真も添えられてあった。やはり昔からコロコロとした体躯のIさんの隣で身を屈め、左手にじょうろを抱えるようにして持ち、はにかむような彼女の笑顔がそこにはあった。私も頷く。

「Iさんが言うには、彼女は＊＊地区の地蔵様って呼ばれてたくらい、ご近所に有り難がられていたんですって」

「どういうこと?」

「笠地蔵と違って、季節は夏が多いみたいですけど」

そう言って笑うと相談員は彼女を見る。

「朝起きてみるとどっさりと、集落のそれぞれのおうちの軒先にトマトやナスやキャベツが山に積まれていることがあって、ご近所のみなさんは○○さんを拝むように感謝してたって言ってましたよ」

「んだね。余っちゃうがらね。どうしても」恥ずかしそうに彼女も微笑む。写真と同じ笑顔である。

「姉さん、本当に今度は、大丈夫なんですか？」

「んだな。まだいづか野菜、送ってやっかんな。プランターでも、やりようだがら」

入院中、彼女は得意の園芸にも精を出し、病院で契約している畑には毎日のように出向き、誰よりも率先して畑仕事に取り組んでいたそうだ。もうすぐ夏野菜が収穫時期を迎えるのだと、そう言って初めて白い歯を見せた。

「さすがK村の地蔵さまですね」私も笑う。相談員が付け加える。

「もし弟さん夫婦のところへの退院というわけでないのであれば、もう少しだけ時間をください。退院までの間に、元の仮設住宅がよいか、それとも病院近くの施設がよいか、少しでも住みやすい環境を探せるように、話し合ってゆきましょう」

秋の始まりの頃だから震災から二年半が過ぎようとする季節に、彼女はひとまず病院近くのグループホームへと退院した。その後もし弟夫婦がいわきへ越してくることになれば、そこで暮らすという話になろうが、支援相談員が言うには、彼女はやはり独り暮らしのほうが気は楽なのでは、ということだった。Iさんとのやり取りは続いているらしく、先日は郡山で合流し、同じK村の人たちと温泉までバスツアーにも参加したのだという。今後Iさんが仮設から借り上げアパートに移るようなことがあれば、いっしょに同じ棟に入るという話も出ているらしい。震災後の非常事態のなかで、同じ地域の方々がそれぞれ別の場所での避難を強いられ、会えずに苦労したという話はよく耳にしたが、一段落して連絡を取り合い、こうした支援相談員の尽力もあり、ようやく近くに移り住めたという話も最近は聞くことができるようになってきた。

仏壇はまだK村の自宅から移動できていないというが、位牌を安置できる簡易の仏間をグループホームの一室に設け、彼女は亡き母親とともに生きているのだろうか。自宅の庭先で撮影された、写真の笑顔を思い出す。保管されていた振袖を思い出す。どれほど深い結びつきだったのかは、推し量る以外に手立てはないが、彼女が母親の根差す故郷の地に再び還ることのできる日を、願ってやまない。Iさんと集落の人々と、すっかり回復した自然のなかで暮らせるように。

楢葉、富岡、大熊、双葉、浪江、南相馬、それから内陸に入って飯館、川俣、葛尾《かつらお》、都路《みやこじ》、そして川内村。未だに居住制限が解除されず、自宅に住むことが許されない全ての人々が、いま現在も避難生活を続けている。加えて都路や川内、ごく最近では楢葉町《ならは》など、避難指示が解除された地域でも、自宅の修繕の滞りやインフラの遅れの問題、震災後に生じた家族関係の不和などにより、数多くの方が帰れずにいる。

東日本大震災による避難者数は二〇一五年八月の時点で十九万九千人、福島県だけでも六万二七七三人に上る。先祖代々の土地を追われ、子らを育て上げた自宅は鼠と泥棒に食い荒らされ、ある方は何で六百年前から受け継ぎ守ってきた土地に入ることができねえんだ、隣に誰もいなくたっておれはとにかく帰りてえんだ、と嘆き、ある方は仮設住宅の玄関からかろうじて運び入れた仏壇だけが異様に大きく感じられ、何かしっくり来ませんね、と苦笑するしかなかった。それぞれがそれぞれの境遇に見通しを立てることができず、帰るあてのない五度目の冬を迎えようとしている。

もちろんこれまでクリニックで診てきた多くの方は、当初の抑うつや困惑状態を脱し、ひとまずの仮の日常を暮らしている。人によっては多少の服薬を続けながらも。しかし本来なら心療内科などとは無縁で、豊かな自然に恵まれ、満ち足りた日々を送られていた方々である。幾分落ち着きを取り戻されたとはいえ、未だに先の見えない不安は隠しようもなく、苦しみは継続している。家財や家屋など賠償の問題が進まずに滞っているのは変わりないが、なんとかやっていくしかないべ、と自らを振るい立たせて。ときには心理的賠償金が出ていることをやっかまれ、働かねえでパチンコばっかりやってんだっぺ、などと陰口を叩かれ、肩身を狭くして生きざるをえない。苦しみの根本のところは無論金銭で賠償できるはずのものではなく、むしろ新たな差別の元凶となることも多い。

「中間貯蔵施設の件でまた大変なんだ。6号の右と左で土地の買値が違うっていうんだから。街の中はまたまっぷたつになるかもわかんねえな」

「何でも金、金って言ってっけど、どんなに積まれても売るわけにはいがねえ」

「中間っていったってどうせ最終になっから見てろ。どうせ持っていきようがねえんだから。放射能のゴミなんて」

こんな話をよく聞く。先の見えないうえに国策に右往左往させられる苦しみは続く。賠償金をやっかまれ、人が増え交通渋滞が起きれば邪魔者にされ、「避難者は帰れ」と仮設住宅に落書きが見つかるなど悲しい出来事もあったりした。無論ごく一部に限られた心無い仕打ちなのだが、いわき市民との軋轢が報じられるたび、いてもたってもいられなくなる。人によっては未だに深刻な頭痛や高血圧、嘔吐、めまいなどの身体症状が持続し、落ち着かない日々が続いている。福島県立医大が行った健康調査でも、肥満、高血圧といった成人病予備軍の増加が顕著で、アルコール摂取の増加や運動不足、こころの問題がその背景に示唆されている。

震災後四年半を過ぎ、未だに症状に苦しむ方々の多くは、被災した土地で生まれ育ち、自らも子供たちを育て、仕事を含めて生活を共にし、いわば当たり前のように彼《か》の土地を自らの身体として、生きてきた人々である。野菜を育て、牛とともに暮らすことを、生業《なりわい》としていた方々である。

「だめだ、はあ。どうにもなんね。何年かかっか、分かんねよ」
「ベッドでネズミが子供産んで育児中よ。猪の親子もルームシェアしてるみでえだ」
「三回目だあ、泥棒さ入られんのも、もう盗るものもねえべよ」

そうした嘆息をこぼしながら、週末には必ず居住制限区域内の自宅に戻り、それぞれがそれぞれの手入れを続けている。住む土地、自然を身体の一部として暮らしてきた方々にとって、荒れた家、荒れた土地を見つめ続けることは、どんなに辛いことだろう。話を繰り返し聞き、苦しみを思い描いてはいたのだが、実際は想像以上の状況だった。

二〇一四年九月十五日、震災後初めて国道6号線が全線開通したとの知らせを受け、車を北に走らせた。これまでバリケードで封鎖され、立ち入りのできなかった富岡町夜《よ》ノ森以北の地域が、通行できるようになったのだ。

富岡から、大熊に入り、右手わずか一―二キロの地点に位置する福島第一原子力発電所を横目に、走り抜ける。震災前は豊かな田園だったであろう土地のほとんどが、セイタカアワダチソウで埋め尽くされ、青い空と黄色い大地のコントラストにより、お花畑にいるような非現実感に誘われる。富岡駅前は放射線の影響からか復旧が遅れ、震災後の補修が全くなされずに放置された。線路は背の高い雑草に埋もれ、街道からは潰れた家々の畳や箪笥がそのままに覗き見え、かつて居酒屋だった店内では酒瓶が自由に床に転げまわっていた。駅裏の海まで見渡せる原野は津波ですべてが流された地域らしく、こうした平地には除染処理で集められた汚染土壌がフレコンバッグと呼ばれる黒い袋に詰められ、どこまでも数限りなく並べられている。空間線量は原子力発電所に至近の位置で最大七マイクロシーベルトまで跳ね上がったが、双葉を抜け、浪江に至ればいわき市内と同じくらいに下降する。南相馬に入ると小高地区では津波の被害が甚大で、6号の海側は数キロメートル以上のかなり広範囲に渡りアワダチソウの姿さえなく、ただひたすらに低い草と湿地だけの荒れた土地が広がっていた。

南相馬から内陸に入ると、飯館から葛尾村を経て、田村市都路地区から川内村に抜けられるはずだが、この間の山峡は線量が高く、帰還困難区域に指定されたままであるため、バリケードで封鎖されていた。一度二本松市に出て回り込むようにしてようやく川内村に至ることが可能になる。避難指示区域である飯館村や葛尾村では、山が少しでも開けた土地の至るところに隙間なく黒い汚染袋が集積され、閉ざされた家屋の庭にもそれらは積み上げられていた。特に飯館村は牧畜で有名だったこともあり、かつて田んぼや肉牛が草を食《は》む場所であっただろう広々とした平地が多く、掛け値なしに美しい村なのだが、家々の軒先から村中の至るところが黒い除染袋で埋め尽くされ跡形もない。少しでも平坦で広い場所には、クレーンや重機が縦横に動き回り、フレコンバッグを五層にも六層にも器用に巨大なピラミッドに積み上げてゆく。変わり果てた村の姿は、セイタカアワダチソウの黄色と相まり、異形ともいえる光景だった。

帰還困難区域を二時間近くかけて迂回し、川内へ至る。川内村は全村避難の憂き目にあったが、震災の翌年、村長がいち早く帰村宣言を掲げた村だ。二〇一三年には米の作付けが開始され、工場やハウス栽培も積極的に誘致し、ひとりでも多くの住民の帰村を呼びかけてきた。二〇一四年十月一日には、村の東部を占める避難指示解除準備区域の避難指示が解除され、これは半径二〇キロ圏内では、田村市都路地区に続いての解除となった。村の人口三千人のうち半数以上は帰村を果たしたが、まだ東部の一部の地域では帰還が認められておらず、また職や子供の教育の面もあり、四十代以下の帰村は進んでいないのが現状だ。いわき市小川町生まれの詩人草野心平が愛した天山文庫を訪ねると、時が止まったように鬱蒼としていた。

それにしても避難区域の山という山、村という村、海べりは海べりの至るところに除染廃棄物の詰められた黒い袋は並べられ、山積みされている。「除染作業中」と書かれたカラフルな幟《のぼり》があちこちに立ち、数多くの作業員たちが土を掘り起こし、排水溝をさらえ、無数のクレーンを操り、働いている。その中には震災で職を失うことになった、農業、林業、漁業従事者、被災当事者の方々も多い。「何かやってねえと、なまっちまうからな」「これがいいがら、やってんだ」などと照れながらおっしゃる方がほとんどだが、必ずしもお金のためばかりではない。彼《か》の土地を自らの身体として育った彼らが、土地を見捨てず、諦めず、除染し、少しでも早期の帰還を目指しているのだ。戻りたいという強い意志は、地元への愛着、自身への矜持、生命、自然への誇りに違いない。しかし毎回自宅へ戻るたびに荒れた土地を眺め、変わらない景色に戸惑い、積み上げられた汚染土壌を見上げ、あまりにも遠い道のりを思い、途方に暮れることの繰り返しだ。家屋や家財の賠償も進まないと聞く。

先の見えない戸惑いや苦しみ、怒りはそのまま抑うつや身体の症状となるから、未だに頭痛や、不眠、めまい、不安、人によっては高血圧や肝障害など、身体の病状を伴うことも多い。誤解を恐れずに言うならば、これらの症状はある意味治りようがないのだ。先行く道のりが見えない限り。目に見えないものへの抗議、喪ったものの大きさ、そして傷つけられた彼らの誇りが、健康を取り戻すことを自らに許さないのだ。

多くの人たちを私は診てきた。彼らはそれぞれが誇りに満ち、ユーモアに富み、魅力溢れる方々である。「先生、もう（放射線で）食べらんねけど、キノコ探しのコツ、分がっかい」そんなことを言う。「ポーカーフェイスよ。ポーカーフェイス。見つけたときすぐ採っちゃダメ。周りに人がいるがいねえが。よっく確認してから、さりげなく採る。見つけっと物凄くうれしいんだけど、喜んでんの見られたらダメ。だってそこさ毎年出てくんの分がっちゃうでしょ。こんなにでかい株で出てくっから、香茸《こうたけ》なんかは。んだがら見つけっと跳び上がってよろこびたくなっちゃうけど、そこはガマン。キノコの出る場所だけは、先生にも言わねえよ。俺らどんなに仲いぐても親兄弟でも、ぐでんぐでんに酔っぱらったって絶対吐がねえんだがら」

ときには診察室が笑いに包まれ、私を気遣ってくれることもしばしば。「先生のほうが大変だっぺ」と果物や甘いものを置いていってくれる方や、「お大事に」と私が言うと、必ず「ご安全に」（1Ｆでの安全確認の合言葉のよう）と冗談で額にピースし、敬礼してくれる原発下請けの作業員もいる。気持ちのよい人たちばかりだ。彼らは彼らの誇りを賭けて、我慢を重ね、金銭だけでの折り合いには屈せず、戦い続けているように見える。それこそ満身創痍で、苦しみや悲しみを抱えながら、自分たちの存在を見失わぬように。その姿には、ある種の凄みさえ感じられる。彼らは奪われたものの大きさを、最も痛切に知る人たちである。だからこそ彼らは、許さない。喪われたものを、諦めることを。それがゆえ、許せない。自らが妥協し、健康になることも。彼らの心身症状はまさに、戦いの記録でもある。彼らの無意識の水準での葛藤を診てゆけば、それが分かる。

もちろん医師としては症状を治療するのが仕事であるが、一章の冒頭に掲げたフロイトの言葉のように、喪失を受け容れ、内在化できない限り、症状の治癒は望めない。彼らは逆に「喪失」をありのままに、傷だらけのままに真正面から受けとめ、自然や、里山、幸福な暮らし――いうなれば理不尽に損なわれた自分自身を取り戻そうとする戦いを、止めるわけにはゆかない。たとえ政府や行政から見放されたとしても。それこそ満身創痍の苦しみのさなかで。戦いを止めることは自らの誇り、人としての矜持を失うことだ。自らの存在を損なうことだ。それならば彼らの誇りを心底から尊び、それを応援してゆくのも精神科医の仕事なのではないか。そんなふうに思った。回復することを自らに許さない苦しみもあるのだ。症状を認め、見届けてゆくことも、この仕事の重要な一部なのではないか。

無論簡単なものではない。頭痛や、心身の不調和。不眠。悪夢。これらは見届けるこちら側にも、ボディブローのように効いてくる。診察後の血圧も、驚くほど高くなる。回復が困難でかつ先の見えない戦いであればそれはなおさらのことだ。

精神分析的な加療というのは、苦しみのただなかにいる患者さんに対して、ときには同一化、一体化し、ともに苦難を潜りぬけてゆくような側面がある。なかなか潜り抜けることができない状況が続けば、心身はともに疲弊してくる。症状は伝播《でんぱ》し、無意識の水準、つまりは身体に響いてくる。頭痛や、不眠、悪夢や高血圧までもが、治療者側にも起こりうる。これを意識化できないとまいってしまう。私もかつてはそうだった。「身体的逆転移」という専門用語に集約されるこの現象に、特に若い治療者は気をつけなければならない。真面目な治療者こそ、バーンアウトしてしまうケースも少なくない。診察を続けるなかで、自分自身の身体の不調も、深刻になってくる。理不尽な喪失、かつてない修羅に苦しみ続ける患者さんたちの戦いを支えるためには、こちら側も片足は修羅に取られながら、もう片方の目にはひかりが見えていなければならない。風呂にでも入り、全てを忘れ、リラックスして眠る必要がある。（最近では代理受傷、外傷性逆転移という言葉もあり、外傷後のメンタルヘルスに携わる支援員や心理的援助者の問題としても取りざたされている。ときには深刻な共感から自らを逃がし、序で記した「人間存在というものの根源的な無責任さ」に立ち返る必要もあるのかもしれない）

震災から四年を迎えようとする、二〇一五年正月に届いた便りによれば、彼女はその後グループホームを出て、Iさんの住む住宅と同じ地域にある、やはり小さいが借り上げの住宅に越したとのことだった。郡山市の郊外に位置するその場所は、遠く阿武隈山地を望む造成地だが、庭もあり、彼女は外出することは少ないとのことだが、比較的穏やかな生活を送っているようだった。雪の降る地域ではあるが、花も育てることができるようだと、相談員が付け加える。コロコロとした体躯で笑う、Iさんとの関係も良好、投薬もごく少量で、維持できているのだと。

彼女はその後、K村の自宅には行ってみたのだろうか。仏壇は運んで来ることができたのだろうか。雪割りの、福寿草の写真を思い出す。未だ帰還の見通しが立たない地域は、至るところが汚染土壌の仮置き場になっている。軒先に積み上げられた黒い袋が、傷跡を生々しく表している。もちろん二〇一五年三月に搬入が開始された、中間貯蔵施設への移送により、除染廃棄物は少しずつでも撤去される方向ではあるが、それはそれで道路の安全や土地の買い上げなど新たな問題も生じており、なかなか前へ進んでゆけない現実がある。

理不尽な喪失から人はいかにして回復できるのか、あるいは回復困難であるのかについて、考え続けた。生命がその最たるものだが、一度損なわれたものは二度と元には戻りようがない。厳然とした事実が、そこにはある。生命にせよ、自然にせよ、家族にせよ、故郷にせよ、福島第一原子力発電所にせよ、一度壊れてしまい、修復できない無残な姿を、フクシマは世界に知らしめる役割を担うことになった。あまりにも長く険しい道のりにおいて。

それでも福寿草は咲き続けているのだろうか。Ｋ村の、彼女が母親から受け継いだ庭の片隅において。

第四章　破局からの回復

震災後一年を過ぎる頃だろうか。両眼の視力を失くしたとのことで、初老の男性が来院された。ご家族に両腕を支えられて。眼科でも、脳神経外科でも、原因となる身体的な異常は見当たらず、当院に紹介されてきたのだ。

病歴を見れば、彼は東日本大震災当日仕事場で津波にのまれ、濁流に流されながらも奇跡的に一命を取り留め、現在に至っている。しかし、彼がどこをどのようにして助かったのかについて、彼自身の記憶はなかった。しかも彼が発見されたのは、「震災後一週間を経てから、避難所で」と記載がある。この空白の一週間を、彼がどう生命を繋いだのかについて、知る人は誰もなかった。同時に三十年以上連れ添った妻を、自宅もろともこの日の津波で亡くしている。がそのことについてもしっかりとした認識ができているとは言い難かった。遺された唯一の家族である娘さんは、あまりの変わりように認知症になったのではないか、と心配してクリニックに来院された。しかし六十前の初老期において、認知症が現れることは稀である。大抵はうつ病か、最近ではあまり使わなくなった言葉だが、ガンザー症候群（強度のストレス下における解離症状）、あるいは他の精神障害によるものだ。

「今日はよく来てくださいました。お加減はどうですか？」

返事はない。無表情で、ぽかんとしている。確かに一見、意識の障害、または発動性の低下といった脳障害に見えるほど、無反応だ。娘夫婦に見守られ、腰を下ろしたまま虚ろな目を宙に浮かせている。日常をはるかに凌駕する現実を目の当たりにすることにより、人の精神はその破局的な体験に持ち堪《こた》えられず、ときに破綻を余儀なくされる。彼の場合もこうした精神の防御機能によるものなのだろうか。津波に飲まれたあまりの衝撃と、妻を亡くした受け容れがたい現実が、この状況を引き起こしているのだろうか。見たくないものは見えない、聞きたくないものは聞くことができない、という精神の現象はしばしばみられ、ある意味自然な（無意識の）防御反応ともいえる。特にこの破局的な大震災の後であればそれはなおさらのことだ。

「安心してください。少しずつ、よくなってゆくものと思います。焦らずに経過を見てゆきましょう」

だからあまり多くを掘り下げて聞くわけにはゆかない。震災後一年が過ぎても崩すことのできない防御の壁を、そうやすやすと踏み越えてゆけるわけではない。核心を避け、しかしもしこの症状が真に心身の防御作用によるものなら、必ずや解ける日がくるのだから、それを信じ、回復への道程を示し続けることがただひとつの治療、方便なのだ。

「よい手をしてますね。何のお仕事をされていたんですか」

彼の脈を取り、握手をすると、皮が厚く、たくましい両手に触れた。彼からはもちろん、返事はないが、握り返してくる手のひらにわずかながらもちからが込められ、生命の動きが感じられた。

「父は、震災前は、母とともに、農園をしていたんです。ビニールの」

「そうですか。どうりでよい手をされていると思いました。ビニールハウスですと、イチゴかトマトですか」

中空を漂う彼の目に直接、言葉をかける。瞬きの間にわずかの反応を待つ。

「イチゴもトマトも、両方です。全部流されてしまいましたけど」

娘さんの声を受け、右手、左手と順に彼の手のひらにちからを込める。右手からはさらに若干の反応が認められた。脳障害を除外診断することはもちろんだが、そればかりではない。農園も、配偶者も、全てを失い、厳しい状況であるには違いないが、いまここに生きている自身の生命があることを、感じ取ってもらうことが治療となる。手を引き、彼と立ち上がる。両手を引き、身体を支えるようにして、ともに歩く。目は虚ろなままであるが、表情は悪くない。足の出方も悪くない。やはり明らかな麻痺もない。両手（特に右手）に込められたちからも妥当なもので、より一層しっかりとした手のひらの厚みを感じさせた。

「トマトはまだ旬ではないですが、イチゴはもうそろそろお店に出てきますね。〇〇さんが作っていたイチゴにはかなわないかもしれませんが、おいしく頂けるとよいですね」

そう言ってもう一度両手にちからを込めた。

震災後一年を過ぎたこの頃、いわゆるＰＴＳＤ（外傷後ストレス障害）という診断の範囲に分類される、多くの患者さんが来院された。ＩＣＤという国際的な精神疾患の診断基準によれば、極めて大きなストレスがあってから半年以内に症状が現れることが、ＰＴＳＤを診断するための条件となっているが、今回の震災関連のPTSD症状に関しては、この条件が当てはまらないケースの方が、圧倒的に多かった。震災後一年を過ぎるころから、二年、三年、四年を経たいまになっても、PTSD症状の新たな出現は続いていた。阪神淡路大震災後も、似たような状況であったらしい。巨大で、破局的な体験が、あまりにも多くの人々に同時に生じたためと考えられよう。受けとめることが困難で、大きすぎる衝撃は、体験として当人に受容されることなく、非日常的な精神状態を持続させる。長期にわたり、過剰な覚醒状態を強いられながら、逆に目の前の日常生活に対しては、無感覚と情動の鈍麻が続いてしまう。目の見えない先の男性にしても、情意の麻痺は著しかった。これらは破局的な体験への精神の防御反応とも言えるわけだが、それに輪をかけるようにこのフクシマにおいては、持続的な恐怖が収束していない。目に見えない放射線の脅威に加え、なかなか弱音を吐けずに遠慮や我慢をよしとする東北人の気質も、PTSD症状の遅発に一役買っているのかもしれない。

「みんなもっとひどいんだから、自分だけ泣き言いってでらんねえ」
「なあに、住むどころがあるだけまだマシだ」

自身を慰める言葉で耐える期間にも限界があろう。ときには息を抜くことができないと、人の心身は持ち堪《こた》えられない。あまりにも気の張り詰めた状態が長く続くと、より深刻な病理に陥ってしまう。震災後四年半を経たいまとなっても、初診の患者さんが絶えないのはそのためである。

別の四十代の男性は、震災で実家が流され、女手ひとつで育ててくれた一人暮らしの母親を、あの日から二か月が過ぎても見つけることができなかった。彼は自らの勤務を続けながら休みのたびに、荒野と化した実家付近を独り、捜し歩いた。瓦礫を踏み分け、基礎だけが遺された集落を隈なく歩き、ときには冷たい春の海にも入り、母親を探し回ったという。まるで何かに取り憑かれたかのように。一心不乱に。

「三月十一日も市役所で仕事をしていましたが、まさか実家が津波に襲われているとは思いもよりませんでした。海沿いではありますが、これまでこの地域で津波の被害なんて聞いたこともありませんでしたから。もちろんひどい揺れでしたから、一人暮らしの母親の心配はしました。でも家は二年前にリフォームしたばかりですし、崩れることはないと思っていました。夕方になっても電話が自宅とも携帯とも繋がらず、慌てて仕事を終え車で現場へ向かいました。道路はいつも以上に混み合っていて、日が暮れた海辺に近づくにつれ、警察や消防のサイレンが高鳴りました。車を降り駆け寄ると、すでに集落は立ち入りが許されず、暗闇がところどころ照射機で照らされるたびに、瞬間、瞬間ですが、瓦礫や泥がうず高く盛り上がっているのが見えました。そこらじゅう、いたるところに。何か尋常ではないことが起きてしまっているのだと、このときになって初めて気づきました」

ずいぶん後になって彼はそんなふうに言った。

「集落でも多くの人々が亡くなりましたが、母の遺体だけはなかなか出なかった。違う場所に出かけていて助かったのかもしれないと、淡い希望も持ちましたが、軽自動車と母の靴が数日後に同じ場所で見つかってからは、生存の可能性は少ないと思いました。ええ、不思議と怖くはなかったです。瓦礫の山が集落のいたるところに積み上げられ、砂浜にもあの頃はまだ多くの遺物が散らばっていました。それらひとつひとつを拾い上げては検証し、実家にあったものかどうかを確認し、探し歩くことだけを続けました」

いつもならサーファーたちで賑わうはずの広い砂浜には、衣類やら、アルバムやら、生活用品やら、箪笥やら、冷蔵庫まで、至るところに遺留品が刺さり、埋められていたのだという。目ぼしいものを見つけては掘り返す作業を繰り返した。

一か月を過ぎるころからは、遺体安置所を独り、訪ね歩いた。体育館や公会堂に安置された数十、いや百を超える遺体の山を、一体一体、捜し歩いた。不思議と苦しみや悲しみの感覚はなかったという。ただ母親を探すことだけに集中し、没頭していた。役所の仕事も続けておられ、こちらも震災後の非常時の対応に追われ、明け暮れ、めまぐるしい日々で、帰宅が深夜に及ぶことも稀ではなかった。休みも半日取れればよいほうだったが、遺体探しの週末は続き、一日二時間も眠れば大丈夫だった。

「四十歳くらいの女性。黒い、ブラウスを身に着けています」「十歳くらいの男の子、体操着の格好で、ブルーの運動靴を履いています」といった遺体の特徴を示すアナウンスは、震災後ラジオから連日重苦しく流れていたが、昼休みやちょっとした休み時間には、特に新たな遺体の発見情報等、聞き漏らしがないように、これらの放送も集中して聞くことができていたのだと。

やがて四か月を経て、母親の遺体の一部が見つかり、ＤＮＡ鑑定で当人確認ができたというが、彼はその後も仕事を続け、母を供養し、妻と小学生になるお子さんとの生活を、変わることなく続けていた。が、母親を見つけてからおよそ一年以上を過ぎたころに、クリニックを訪れた。いまになって母の肉声が起きしなの耳元、間近に聞こえ、遺体安置所の遺体がすっと起き上がり、生きた母親と化し甦《よみがえ》る幻影を、繰り返し見るのだという。体重は震災前より一〇キロ以上も減り、思い返せば震災後ずっと、食べ物の味を感じたことがなかった。眠れず、いまは職場でも思考ができず、このところは家族で出かけても何をしても、楽しみやよろこび、悲しみや怒りといった、あらゆる感覚が麻痺したように何も感じられない。

「休みましょう。とにかく心身を休めることが大切です。まずは眠れて、食事がとれるようになるまで休まないと、大変なことになります」

おそらく身体を休める間もなく、気持ちを張りつめ、震災後の一年半あまりを過ごしてきたのだろう。役所での仕事を続け、何事もなかったかのように家族を支えて。さらには親戚や集落には同じように身内を亡くされ、過酷な体験をした人が何人もいたというから、特別なことではないのだと彼の無意識が彼に思い込ませていたのかもしれない。仕事もかなり忙しくなっていた。被災関係の窓口業務で、苦情聞きや理不尽な謝罪を含め、様々な後処理に奔走していた。彼は逆説的にだが現実感を失い続けることによって、かろうじてこの激務をこなし、痛みを忘れ、現実に適応していたのかもしれない。そうでもしなければ生きてゆくことさえ困難なほど、過酷で破局的な体験であるのに違いなかった。休みのたびに遺体安置所を訪ね歩き、一体一体母親を探し回るといった非日常的な日々の繰り返しは。

やはり誰もが被災者であるという極めて特殊な状況が、過覚醒、悪夢、フラッシュバック、さらには恐怖、抑うつへと進むＰＴＳＤ症状の発現を遅らせている一番の理由だろう。

およそ二か月ほどの治療のなかで、彼は遺体安置所での光景を、詳細に私に語ることができるようになっていった。働き者だった母親が、おそらく生涯でただひとつしか身につけなかった貴金属、亡き父親との結婚指輪が、傷みの激しい母の遺体を、彼の母親だと彼に気づかせてくれた。

「それほど特殊な形状のものではなかったのですけどね」彼は言う。「先生にこんなことをお話しして、私の頭がおかしいとは思わないでいただきたいのですが」

実直な印象で、いつも感情を抑えた口調の彼が、珍しく弾む息を意識的に鎮めるような物言いでこう続けるのだった。

「いつものように遺体安置所を巡っていたときでした。でもその日は体育館に入った瞬間、何か胸騒ぎみたいなものを感じたのです。生温かいような、ふんわりとした、塊《かたまり》のようなものが胃の辺りから胸のほうに突き上がってくる感じでした。不思議と意識も冴え渡っていたのを記憶しています。何かが起こる。そう直感して並べられた骸《むくろ》を横目に、せり上がってくる温かみに導かれるように体育館の中ほどまで歩いてゆくと、瞬間、指輪が、はっきりと私の目に飛び込んできたのです。母だ。理屈ではありません。常識ではありません。後にDNA鑑定を必要とするほど、遺体は傷んでいたのですが、母だ、とすぐに了解しました。いいえ、指先や着ていたものに、特徴があったわけではありません。ただすとんと閊《つか》えが降りたように、母だ！　と私には直覚されたのです。手を取り、指輪を撫でるようにしたと思います。何度も両手でさすりました。冷たく黒ずんだ掌《てのひら》を頬に当てました。顔面の損傷は著しく、身体は残念ながら朽ち果てた姿でしたが、それは間違いなく私の母親の指先でした」

巡り続けた遺体安置所のなかで、ついに出会えた母親の指先を、彼はどんな気持ちで手に取り、眺めたというのだろう。私もこの話を聞いた当初、繰り返し、繰り返し、夢を見た。彼の母親のつけている指輪が、煌々と光り出し、同時に粘土のように傷んだ遺体が息を吹き返し、生き生きと美しい女性に甦る夢を。さらには自分の母親ばかりでなく、老いた女性の指先を見るたびに、薬指の指輪を探し、この話を思い出さないわけにはゆかなかった。そしてまた指先と指輪の同じ夢を見る。

「不思議なものです。生前母親の手を握ってやることなどありませんでしたし、いまとなっても何故あのとき、母と直覚できたのかは分からないままです」

彼は夢ではなく現実として、この苦しみを通過しなければならなかった。過酷さは想像の範囲を超える。だからこそ症状の出現を余儀なくされた。母親の遺体こそ奇跡的に探し当てることができたわけだが、それから一年以上もの間、彼は苦しみ続けることになる。眠れず、食べ物の味も感じられず、痩せ細り行き倒れになる寸前だった。

親一人子一人で育った彼は、おそらく妻や子には心配をかけたくなかったのだろう。母親の遺体を探し当てるまでの修羅の道のりを、誰にも語ることができず、独りその身に背負っていた。遺体を発見したその日さえ、「見つかったよ」と妻に報告しただけだという。仕事が多忙だったこともあろう。家庭を守りたかったこともあろう。子どもの入学式も翌年に控え、葬式もほどなく済ませ、月曜の朝には遅刻せずいつも通り職場へ向かった。ほっとする間もなく気を張る日々が続いた。逆に激務だからこそ現実を何とか生きることができたともいえるだろうが。

「いまは食べ物の味も感じられます。おいしいとも多少は思うことができます。すると同時に母親を探し回ったときの海の匂いや、藁のような瓦礫の匂い、震災当日のけたたましいサイレンの音、異様な雰囲気、遺体安置所に立ち込める臭気、薬品か何かの鼻を衝く匂い――およそ吐くような匂いばかりなのですが、何故だかはっきりといまになって思い出すのです」

味覚をはじめとする身体の感覚も、徐々にだが取り戻しつつあった。震災から一年半を経ようとするいまになって、休みも少しずつ取れるようになり、母親の生きていた頃の元気な姿を、思い描く余裕もできたと。母の写真や遺品は自宅ごと海に流されたままだが、特徴のある母の字で綴られた家計簿や、小さい頃、母に連れられた海で買ってもらった記憶のある貝のランプなど、いくつか砂浜から拾い上げたものもあったのだと。

「ようやく母も土に還ることができました。悔しいけれど、仕方のないことでした」

彼は言う。お盆の休みには供養の後に、被災後初めて家族を連れて、温泉にも出かけたという。母親との記憶を妻と息子に語り、初めて母の遺影を胸に、運動会にも参加する予定なのだと。

役所での震災の後処理業務は続き、被災者の苦悩を聞く仕事はおそらく変わらずにハードなものだ。これからも無理をせず、少しずつでも回復していってほしい。生真面目な彼の、わずかながらだが当初より穏やかさを感じさせるようになった顔つきを見るたび、そう思う。

「昨日ですけど、初めて父がトマトを食べて、おいしいと言ってくれたんです」

診察室に飛び込んできた娘さんは、うれしそうに言って笑った。あれからずっと、歩行のリハビリを続けていた初老の男性は、まだ左目だけではあったが、幾分の視力を取り戻しているようだった。簡単な検査をすると、一メートルほど先の指の数なら、読み取ることができるのだ。私が、何度か変えて指し示した指の本数を、彼が手を掲げ指を開き見事に言い当てることができたときには、看護師たちからも歓声が上がり、診察室にも明るみが差す。濁流に攫《さら》われた直後からの記憶は長期間欠損したままであったが、表情には笑顔が戻り、身の回りのことも少しずつだが、できるようになっているのだという。

一瞬にして長年連れ添った妻と、築き上げた農場のすべてを失った彼が、自らの目で物事を見て、自らの足で支えなく歩けるようになるまでは、まだ相当の月日が必要なのかもしれない。生死の境を彷徨《さまよ》った彼に、過酷な現実の記憶が戻るためには、多くの困難を通過しなければならないだろう。人はそんなに強い存在ではない。むしろ圧倒的で破局的な体験を前に、立ちすくみ、打ちひしがれ、自らのちからではどうにもならないという根源的な弱さ、無力をどうにか受け容れるとき、初めて新たな地平に立ち上がることができるような存在なのかもしれない。でも彼には気丈なほどに明るく振舞える、娘さんがいる。来年には小学生にあがる、孫もいる。見知らぬ土地の、見知らぬ借り上げの一戸建てに移り、いまはまだ自身がどういう状況になっているのか、認識することは難しいだろうが、ときにはお孫さんといっしょに歌を、歌ったりもするらしい。たとえ記憶が戻らなくとも、その瞬間、瞬間においてならよろこびに反応できる生命がある。

「アンパンマン、ドラえもん……お孫さんも喜ぶでしょう。もう少ししたらランドセルを、選んであげなきゃね」

時間は止めることができない。時間は後戻りすることもできない。回復する方々もいれば、すぐには回復することが困難な方、回復に多くの時間を要する方々もいる。あるいは回復が難しいことも、あるのかもしれない。喪われたものは、戻ってこない。少なくとも震災前と同じ水準までには、回復が望めないこともあるだろう。時間はそれら一切を押し流してでも、先へ、先へと、進んでゆく。前へ、前へと、押し進められてゆく。そういった容赦のない過酷さが、人の生の過程にはあるのかもしれない。

来年には亡くした妻の三回忌がある。彼がその目で事実を認識するのは、まだ尚早なのかもしれない。流された土地で、もう一度彼が農園を再興することも、どう見ても難しいのが現状である。しかし彼はその後さらに左目の視力が戻り（なぜ左だけが戻ったのかは医学的には分からないが）、庭に向日葵《ひまわり》を植えたり、避難先の一戸建てでは植木仕事を、少しずつはじめるところまで回復している。トマトやイチゴをおいしいと話し、目だって随分きらきらしてきた。彼の生命は生きる感覚を取り戻している。いまはそれで十分とさえ思えてくる。

全ての物事は変わりゆくから、震災前と、同じ地点までの回復は困難であることも多い。でも必ずしも同じ水準に戻れなくとも、それぞれの回復、それぞれの着地点、それぞれのこれからがあって然るべきだと、そんなふうにいつも思わされる。破局的な事態を目の当たりにした、右の目の視力は未だに乏しいままであるが、髭は伸び、心臓は絶え間なく鼓動し、孫も来春にはランドセルを背に小学生にあがる。塩害の土砂は娘婿が先に立って入れ替え、サンゴ砂を養液培地に混ぜてトマトの生産性を増すという、斬新な農法をもいまは模索している。農園の復旧も、決して諦めてはいないのだと娘さん夫妻は言う。新しい物語は既に、はじまっているのだ。

そう信じて、彼の培った歴史、分厚いてのひらを今日も、握り続ける。

第五章　緘黙《かんもく》する少女

ある少女は小学四年生のときに被災した。

放課後、一度ランドセルを家に置き、友達のところへ向かう途中、地震に遭い、慌てて家に戻ったが、母親はすでに仕事に出ていて不在であり、呼びにきた近所の人に連れられて高台へ逃がれ、津波から生命を取り留めた。自宅は流され、一人娘である彼女はいわき市内の借り上げ住宅に移り、幸い無事だった両親と暮らし始めた。母方の祖母をこのときの津波により亡くしている。その後一年はいわき市内で、借り上げ住宅のある学区の小学校に転入し、無事に通っていたのだが、六年になり、特に環境の変化もなかったはずなのに、不登校となった。

「どうしても手を洗うのが止められないようです。ひどいときは三、四時間もかかってしまい、それ以外のことが何もできなくなってしまいます。最近は時間が掛かりすぎるのでお風呂にも入れず、学校どころか、外にも出られないようになってしまって」

少女の母は言う。

過覚醒、フラッシュバック、回避といった、PTSDの基本症状とは違うのだが、こうした強迫症状が前面に出てくるケースは少なくなかった。とくに小学生から中学生に、その傾向が多く見られた。震災から、一年を過ぎたあたりからのことである。このままでは学校もいけず、勉強も手につかず、家でもまた強迫症状に苦しめられる悪循環だ。

「とりあえずいまできることを探してみよう。音楽を聴いてもいいいし、絵を描いてもいい。身体を動かしたりすることができたらそれも一番よいんだ」

少女はうつむき、答えることができないでいる。リラックスすることが許されないから、症状となる。時間をかけて、ゆっくり診てゆくしか方法はない。でも方向だけは見失わないようにしなければならない。

「あれだけのことがあったんだから、苦しい毎日だと思う。たぶん震災後一年間は、気を張って過ごしてきて、いまになっていろいろと思い出すこともあるのだと思う。そういうことは大きな災害の後には、よくあることなんだ。だから安心して。いまは学校に行けなくても仕方がない。手洗いが止められなくて、苦しい毎日だと思う。でも君自身がどうにかなってしまうことは絶対にないから安心してほしい」

ご両親に連れられた少女は何も話せないでいる。両親によれば、五年から六年も持ち上がりのクラスだし、担任の先生も変わっていない。親身になって心配してくれる、信頼できる先生なのだと。なぜ突然こうなってしまったのか、心当たりは見つからない。なぜいまになって急にこんな症状が出てきてしまったのか。

「六年生になってから、行けなくなってしまったんですね」

「はい」母親が話せない本人に代わって答える。

「転入生や、席替えなど、どんな小さなことでも何らかの変化があったかどうか。担任の先生にも聞いてみていただけますか」

「はい。……そういえば転校生といえば、＊＊ちゃん。震災前に家が近くて、仲良かった子が、この春からたまたま学区内に越してきたらしくて、同じクラスに入ってきたんだって聞いています」

「……なるほど」

「その子の自宅も津波で流され、確か残念ながら二年生になるはずだった弟さんが亡くなったと聞きました」

「……そうですか」

重く、苦しい話は至るところに転がっている。これが震災後の現実である。身近な人の死と強迫症状は、切っても切れない関係にある。突如突きつけられた死というものへの恐怖、得体のしれない強い不安が、強迫衝動を呼ぶ。私は、強迫症状が彼女を守っているものについて、思いを馳せた。


何度か面接を重ねても、少女の強迫症状は一向によくなる気配がなかった。手洗いの苦しみは改善せず、自分が触れるもの全てが壊れてしまう、または（自分が）壊してしまう、といった新たな訴えが現れていた。加害恐怖と言ってよいような性質のものだ。同時にはじめたカウンセリングでは女性臨床心理士とともに、絵を描くことや箱庭も試みた。箱庭というのは、小さな人形や動物、家屋やときには山や川を、砂地の上に自由に配置することにより、内界を投影させる心理面接の手技である。今回のような震災後であれば、特に地震や津波の恐怖を直接言葉にできない子供たちに対して、そのときの状況や無意識に抱え込んでいる苦しみや葛藤を、間接的に表現することにより、不安を軽減するわけである。絵を描いたり、たとえば子供が（津波を投影した）大きな敵から、（自身を投影した）人形を逃がす、ごっこ遊びをすることなども、これに準じた治療となる。抱え込んでいる不安や恐怖に対し、直に言葉で触れるのではなく、遊戯や絵画などに置き換えて表す隠喩《いんゆ》作用を通して、苦悶を和らげる加療である。しかし少女はカウンセリング室でも頑なに身を縮めているばかりで、心理士もどうしたらよいのか困惑していた。

先にも述べたことではあるが、この時期には震災に関連した強迫症状が子供たちに数多く見られた。震災後一年を過ぎたあたりからのことだ。めまぐるしく変わる避難生活が落ち着いた頃、症状は現れることが多いようだ。何とか転校先で学校に通えている子供たちの中にも、症状はしばしば現れていた。手洗い強迫だけでなく、この少女のように加害的な観念であったり、たとえば何かを口元に触れただけで、毒を飲んでしまったのではないかといった恐怖、被害的な観念、あるいは毎晩おまじないのような儀式、同じ行動を繰り返さなければ死んでしまうのではないかというような怖れ、重い病気に罹って死ぬといった不安、いわば心気症的な観念も珍しくはなかった。このため外出後一時間も手洗いやうがいをしなければならなかったり、ひどい場合は何も侵入してこないように窓や部屋を目張りしなければならない苦しみに苛まれるお子さんもあった。

津波を目撃した子もいれば、そうでない子もいた。津波により身近な人を亡くした子もいれば、そうでない子もいた。放射能汚染による避難を余儀なくされた子もいれば、そうでない子もいた。親の過度の不安や心配を映し込んだ子もいれば、そうでない子もいた。しかしいずれにしても直接あるいは間接的に、津波や放射能汚染といった、震災および原子力発電所事故による生活の変化、ただならぬ恐怖をその身に経験した子供たちばかりである。いかに東日本大震災と、その後も持続する放射線の恐怖が、子供たちの精神に計り知れない影響を及ぼしているのかが分かる。

学校給食にしてもようやく最近（二〇一四年十二月）になって、安全性の確かめられた福島県産の米の使用が認められたが（年間の全袋検査で放射線の検出が二〇一四年は初めてゼロとなった）、未だにクラスのなかで数名は他県産米の弁当を持参するそうだ。震災後四年以上を経たというのに、こうした非日常は持続し、残念ながら被毒的な観念や、侵入されるような被害的な恐怖、あるいはそうした不安や恐怖を和らげるための強迫症状が現れることは珍しくなかった。よってその精神病理は理解できても、治療となると心底に刻まれた恐怖は一人ひとりそれぞれが千差万別で、表面化や直面化することができないが故に症状として現われ、固定してくるわけだから、簡単ではない。安易に踏み込むこともできず、同時にいまこの瞬間も放射線への恐怖や二次的な差別、あるいは新たに生じた不登校の問題などは継続しているわけだから、治療は困難を極めることも多いのだった。（もちろん必要により薬物療法を含め、こうしたカウンセリングや箱庭など、さまざまな工夫を駆使して改善をめざすわけだが）

「先生、ご相談があるのですが」

手洗い恐怖も不登校も変わらないまま、既にひと月を経過していた。しかし担当心理士によれば、このところはカウンセリング室の人形を用い、遊ぶことが増えてきたのだという。

「ただちょっと内容が気になったもので」女性心理士は言う。

「お気に入りの人形ができて、二体ともスカートを履いた瓜二つの女の子の人形なのですが、仲良く遊ばせているかと思うと、最後は必ず一体が一体を攻撃しはじめ、収拾がつかなくなってくるんです」

「なるほど」

「それで最終的には片方の人形が必ず倒されて仰向けになり、動かなくなってしまうんです。まるで死んでしまったみたいに」

「そのときの少女の様子は？　表情は？」

「攻撃しているときは、口をきくことはありませんが、いくぶん興奮している感じが伝わってきます。かなりの勢いでやってますから。でも片方の少女の人形が死んだようになってからは、少し落ち着いた様子になって、満足そうな顔つきをしているように見えなくもありません」

「声掛けは？　どうしてる？」

「それがどのタイミングで声をかけたらよいのか、私にも分からなくて。……誰なのかな、その女の子は？　仲良くしていたのにどうしちゃったのかな？　と声をかけてもみるのですが、返事はなくて、途中から鬼気迫るような一方的な攻撃がはじまるものですから、それ以上は踏み込めなくて」

「……そうですか。いったい誰を攻撃しているのか。誰が死んだようになっているのか。気になりますね。強迫症状のほかに、自分が触れるものすべてを壊してしまうといった加害恐怖も出ていますから、こうした遊戯に表せるということは、悪くない気もするんですが……。いずれにせよまだはっきりとした介入は、避けた方がよいのかもしれませんね。また内容に変化があれば教えてください」

ふた月が過ぎ、少女の様子に変化はなかった。面接においても緘黙《かんもく》の状態は続き、うつむいたまま、目を上げることができず、話をすることは難しかった。「ご飯は食べている？何か家での楽しみはある？」こうした言葉に肯くか、あるいは肯かないか、でわずかに意思を表示できる程度であった。家でも笑うことはあまりない様子で、手洗いだけでも一時間ほどの時間を要することがあった。何かに触れる、あるいは触れられることを恐れているせいか、診察室でも常に肩から全身にかけて、傍目にも分かるほどのちからが込められていた。そうした状況下ながら特定の人形に限ってではあるが、心理士との面接が続けられていることとは救いだった。だが進展はなかった。書けたらでよいから気が付いたことを何でもノートに書いてきてもらうように伝えもしたが、書いてくることもできなかった。八方塞がりの状況が動いたのは、初診から三か月を過ぎるころのことだった。

「先生、これ、見ていただけますか」

母親が持参したノートには、びっしりと細かい字で、「死ね死ね死ね死ね死ね死ね死ね死ね死ね死ね死ね死ね死ね死ね死ね死ね死ね死ね……」と繰り返し数ページに渡り、同じ文字が書き込まれていた。筆圧も強く、こちら側がひるむほどの凄みがあった。息を一つ呑み、少女に問う。

「ごめん。お母さんに持ってきてもらったノートを見たよ」

いつものように、小柄な身体をさらに縮こまらせるようにうつむいているから、表情は見えない。

「書いてくれたんだね。ノートに。ありがとう。でも見ていてつらい感じがするね」

「……」

「やっぱり何か、学校で辛いことがあったのかな、六年生になってから」

「……」

「仲良かった地元の子が、クラスに転校してきたって言ってたよね。何かあった?」

うつむいたまま、かすかにだが首を振る。そして珍しく頭を抱えるような仕草を見せた。

「どうしたの、苦しいのかい」

しばらく間があったあと、両手で耳を塞ぐような格好となり、深く肯く。肯いたまま、ノートを指さす。

「死ねってまさか……」

少女は肯く。

「そうか。もしかしたら、死ね、死ねって、頭の中に、聞こえてくるんだね」

再び肯く。であれば攻撃衝動ではない。むしろ少女は責められているのだ。

「話してくれて、ありがとう。つらかったね、声が聞こえてくるなんて。……誰の声かは分かるかい？　分からなかったら、分からないでいい。でも分かったら教えて。男の人かな。女の人かな？」

一度首を振った後、少女はうつむいたままの姿勢ではあったが、小さな声で、言ってくれた。

「……女の子」

「そうか。そうだったんだね。つらかっただろう。苦しかっただろう。声が聞こえてくるっていうのは。……でもたぶん分かると思う。それは幻の声であって、現実の声ではないんだ。いま私が話している声が、現実の声だよ。わかるね。それは」

肯いてくれる。

「だから安心して。それは幻の声だから、区別してね。現実の声とは。よく比べてみるとわかると思うけど、幻の声は耳から聞こえる声というより、頭全体に響くような声だと思う。たぶん、きっと。だから安心して。どうか安心して、その声に振り回されないようにしてください。そうすれば君自身を責めるような声は、必ず減ってくるはずだから」

少女の顔が少しでも上を向いてくれることを願う。

「理由はまだはっきりしないけど、たぶん、〇〇さんは自分を責めているのだと思う。責められていると感じているのだと思う。そういうときに、そうした声は聞こえてくるものだから」

少しだけ首をひねり、少女は考えるような仕草をする。

「それに震災のことも、あったからね。津波や放射能の問題など、いろんなことがあったと思う。でもその苦しみを伝えてくれてよかった。本当によかった。また何かあったら苦しいかもしれないけれど、ノートに書いてみてくださいね」

少女は静かに、肯いてくれた。

母親の話では、学校の先生に聞いても、六年になって同じクラスに転校してきたという地元が同じ友人の母親に尋ねてみても、特に少女との間にこれといったトラブルはなかったらしい。であれば当人同士の間で何かがあったのか、少女の幻想によるものか。もし幻想によるというなら、何故「死ね死ね死ね」と断罪されるような、凄まじい幻想を生じているのか。「死ね、という言葉自体は、小学生くらいであればそれほど悪意のない場合にだって、普通に使ってしまう言葉ではありますが」女性心理士は言う。「でもそうした言葉が引き金になって、何らかの外傷性の記憶（トラウマ）に結びつき、自らが苛まれるような激しい幻想に発展する可能性はありますね」

私は問う。

「彼女の身近で、今回の震災で亡くなられた方は……えーと」

「母方のおばあさんと、地元のお友達の弟さんです」心理士は答える。

「そうでしたね。転校してきたという同じ被災地出身の友人の弟さんが、亡くなられていたんですよね。確かまだ小学二年生でしたか。面識もあったかもしれないですね。もしなかったとしても、死というものの得体の知れなさ、恐ろしさを、彼女が生身で感じ取った可能性は否定できませんね」

「そうですね。その転校してきたお友達へも、どう声をかけたらよいか分からなかったかもしれませんね。弟さんが亡くなっているのなら」

しかしそれだけで少女があれほどに自分自身を責める、あるいは誰かに責められる、納得できる理由とはなりえない。もちろん自分というものへの同一性がまだ未分化なこのくらいの年代では、死という現実の出来事を、外界の対象に起きたいわば他者の事象であると明確には区別しえず、あるいは死の不安や死の恐怖といった受け容れ難い感覚を、自らに所属するものとしてはっきりとは意識できずに、例えば強迫や自責、罪悪感といった形で自らに投影し、その身に背負ってしまうことは、十分に考えられる理由ではあるが。

「津波で避難する際に、何かを目撃したようなことはあるのだろうか」

「そのあたりも母親に聞いてみたことはあるのですが、はっきりとは分からないようです。いっしょに高台へ逃れたご近所の方も、いまは他県に避難中ですし、ただ避難の経路や時間帯を振り返ってみれば、高台から家屋や街が流される光景を目撃した可能性は、十分にありうると思われます」

「そうですか……カウンセリングの方はどうですか」

「内容は同じことの反復なのですが、少女の様子は変わってきている感じがあります。でもあまりよい変化とは言えないのかもしれません」

「というと」

「以前のように、片方の人形がもう片方を攻撃するところまでは同じなのですが、これまでだったら一方の人形が動かなくなってしまうと、少女はどちらかといえば満足そうな表情を示すことが多かったんです。それがいまは苦しそうに顔を歪めるときもあって、頭を抱えて、身体を震わせるようにすることもあるのです」

「……なるほど」

「そうなると呼吸も荒くなり、前回の診察のように幻聴を聞いている感じのときもあって、もう終わろうって私も背中を擦ったりするのですが、今度は過呼吸気味になってしまい、面接の終わり際が難しいときも増えています」

「うん、いまはそれでいい。どうか不安を示したときは、安心させてあげてください。確かに深刻なやり取りが続いていますが、彼女がその身で何らかの苦しみを表現しているという意味においては、治療は進展していると思います。無理せずもう少し続けてみましょう」

少女がカウンセリング室で失神したのは、それからほんの間もなくのこと。

いつものように人形遊びをし終えた後に、頭を抱え、耳を塞ぐような格好となり、そのまますうっと後方に倒れた。幸い心理士が背後にまわり、ことなきを得たが、その後心理士の腕のなかで、過呼吸症状を示し、意識を失った。

「○○さん。○○さん！」

しばらく意識を失っていたが、目が覚めると、今度は女性心理士に抱き着くような仕草を見せる。

「ごめんなさい。ごめんなさい。ごめんなさい」

「ごめんなさい。ごめんなさい。ごめんなさい」

少女は何度も繰り返した。初めて聞くような、気持ちの込められた肉声だった。

「大丈夫だよ。大丈夫」

私も必死だ。

必死ながら落ち着いた声を、心掛けなければならない。

「……安心して、安心して」

再び荒くなりつつある呼吸に、波長を合わせ、次にそれを鎮めるように深く息を吐きながら、脈を取り、膝をつき、呼吸のトーンを落としてゆく。少女は目を閉じうつむいたまま。

心理士は繰り返し、背中を擦《さす》る。

と次の瞬間。

「お前が殺したんだろ。見殺しだよ。おれ見てたんだよ。お前が殺すの」

一瞬誰の声なのか分からなかった。

「お前だよ。お前。お前なんか、死ねばいい。なんでいつまでも生きてんの？」

女性心理士の腕を跳ね除《はの》け、若い男のような野太い声で、そう言っているのは少女なのだ。

「ごめんなさい。ごめんなさい。ごめんなさい」

「ごめんなさい。ごめんなさい。ごめんなさい」

するとまた頭を抱える形となり、呼吸が荒くなる。

「……大丈夫だよ。安心して。誰かにそんなふうに言われたの？　心配ないからね。安心して」

「うるせえよ、お前。お前に何が分かんだよ。分かったような顔しやがって」

顔を上げた少女の顔を、こんなにはっきり見ることができたのは初めてのことだ。

「分からない。分からないから教えてほしい。〇〇さんの身にいま何が起こっているのかを」

「ってお前、それでも医者か。こいつはなあ、見ちまったんだよ。こんなちっちゃな男の子が、目の前で流されてゆくそのときの顔を。声も出せずに仰向けのまま、真っ白いだけの、男の子の顔を」

「……!」

「見ていながら手を差し伸べることもせずに怖くなって、自分だけ山の上に逃げちまったんだ。こいつはそういう人間なんだよ」

女性心理士の手から離れ、ソファに背筋を伸ばして座り、少女は睨《にら》むようにこちらを見ている。

「そうだったのか。言ってくれてありがとう。君もずっとそれを抱えて、誰にも言えずにいたなんて、どんなにつらかったことだろう。よく言ってくれた。よく言ってくれた」

「こいつはとんだ卑怯者なんだ。生きる資格なんてないんだよ」

そう言うと少女は私から目を逸らした。

「そんなことはない。その考えは間違っている」私も言う。言わなければならない。「生きる資格なんて誰にも決められるものじゃない。そんな簡単なものじゃないんだ」

「じゃあなんで助けなかったんだ。こいつは」

「助けようとしたら君自身が、助からなかったはずだ」

「だから結局は自分だけが助かりたかったんだろ」

「そうではない」

「じゃあ何で逃げちまったんだ。こいつは」

「助かった生命《いのち》も、助からなかった生命も、どちらも変わらない大切な生命だ。でもそれを決めることができるのは、君ではない」

少女の叫びが、一瞬止んだ。

「君は流された男の子を助けたかった。何とかして助けたかった。でもその子は助からなかった。残念ながら亡くなってしまった。それはたぶん、君が生まれてからこれまで出会った出来事のなかで、もっとも辛く、逃れようがないほど苦しく、どうにもならないことだったと思う」

「……」

「だから亡くなった人の分まで頑張って生きなさい、なんて綺麗ごとを言うつもりはない」

「……」

「君は助かり、流された人は助からなかった。それだけが確かな現実なんだ。君はこのもっとも辛く、過酷な現実に、正面から向き合って、生きてゆかざるをえない。生きてゆく必要がある。現実に向き合うとはたぶん、そういうことだ。君が自分自身を責める必要なんてない。君が君自身を責める理由はどこにもないんだ」

一度逸《そ》らされた少女の目を、正面から見て話を続ける。

「君はただ生きてゆけばよい。生きているだけでよい。目の前で起こった理不尽な現実を、いまこうやってようやく受けとめつつあるのだから」

不意に少女の瞳から、大粒の涙がこぼれた。言っている私にも、涙が伝わる。助かったものの誰もが自分を責めざるをえない。責めながら生きてゆかざるをえず、手放しで無事を喜ぶことができない。少女のこれまでの苦しみの全体が、寄せては返す波のように伝わってくる。

少女があの日、その目で何を見たのかは分からない。流された子が、親友の弟さんだったのかどうか、それも分からない。分からなくてよい。いまは。ただ少女は自分だけが助かった罪責感を背負い、苦しみ続けた。両親にも言えず、負わされた罪は、症状となり、少女を捕えて離さなかった。何度かフラッシュバックや悪夢のような形を取ったのかもしれない。それに加え、自我形成に大切な時期だからこそ、少しでも恐怖を和らげるための手洗い強迫や、ときには現実を直視できないが故の離人感（直視できなくて当然だが）、あるいはこうした意識変容を伴う、解離性の幻聴が現れるのだ。主に小学校高学年から中学生において。（それより小さい層では、夜尿やチック、子供返りが多く見られ、高校生になると、重篤な病への不安を示す心気症状、身体化症状、そしてやはり強迫症状として、死に直面したが故の不安や恐怖、罪責感は現れやすい）

亡くなった近親や友人への遠慮や、生き残ったが故の罪責感が、生きている実感、生きてゆくよろこびの、素直な表出を妨げてしまう。いまも続く放射線への恐怖や避難先での窮屈な生活、風評、差別や不登校が、持続する外傷として作用していることも考えられる。親の不安が子供に伝播《でんぱ》し、手洗い強迫などの症状を示すケースも多い。しかし根本のところは同じだ。人は理不尽な現実から、目を逸らしたままでは生きてゆけない。苦しいが、どうしようもない現実がそこにあるとき、ナイーブな感傷や、センチメンタリズムとは対極のつよさ、たくましさが要求される。苦しさを認め、自分自身を許す、本物のつよさが必要なのだ。

「生存者抑うつ」という言葉もあるが、人は理不尽な出来事に直面したとき、どこかで真の抑うつを経なければ生きてはゆけない。それは抑うつを抑うつとして受け容れるつよさと言い換えてよいかもしれない。大人はそれを、子供に教えてあげなければならない。落ち込み、嘆き、苦しむことがある意味必然、必要な過程、道のりであることを。でも決して苦しみは永続しないんだってことを。大人だってもちろんかつてない災害の理不尽さに直面すれば、自らを責め、自信だって揺らいでしまう。その都度立て直す必要がある。だからこそ大人たちはそれらを経験の少ない子供たちに教えてやらないといけない。罪責感や症状として、苦しみを背負い続けなくてよいってことを。苦しみは通過点として起こりうるものだが、どうにもならないものをどうにもならないものとして認めたうえで、自身を許し、悲しみを供養し、人は生きてゆくのだということを。そして被災して間もない、生傷の癒えないいまは、生きているだけでよいのだということを、まっすぐに伝え続ける必要がある。

それから少女はゆっくりとした回復過程を示し、小学校は不登校のまま卒業したが、ようやく自然な笑顔が出てきた。自分を責めるような幻聴は消失したが、もうひとりの自分の声は消えることなく、そのままであるにはあった。がしかし声にはジュリという名前がつけられ、彼女が日常生活で困ったときに相談するような位置づけとなっており、すでに解離性の幻聴とは呼べず、内なる声、とでも言うべきものに落ち着きつつあった。地元の友人とはかつてほど親しい関係とまではゆかないようだが、必要があれば連絡を取り合ったりはしているようだ。ときに亡くした祖母の声を聴いたり、被災した死者の声を聴くような訴えも何度かあったが、それらも面接で報告でき、そのために自分を責めたり、苦しむことは少なくなった。生きて在るものにできるただひとつのこととして、悲しみを悲しみとして素直に表し、彼らを供養してゆくことを伝えた。

あまたの生物の種類のなかで、墓を必要とする種族は人間以外には存在しないということを、どこかで聞いたことがあるのだが、その通りなのかもしれない。人は死者とともに生きる生き物なのだ。死者を意識し、死者を弔《とむら》い、初めて生を生きてゆける生き物なのだ。震災後の非常事態において、少女の並みならぬ苦しみは精神症状という狭い範疇だけでの理解や認識を超え、そんなことを私たちに教えてくれる。（さらにいえば実存的な水準においては、死者を死者として葬り去ることができないが故に、深刻な精神病性の障害が生じることもある）

その後は箱庭でも家を建て、家族も配置され、開閉可能な塀を囲うなど、少女は生々しい死の恐怖から、自分自身を守ることができているようだった。中学では美術部に入るのだと、不安げな表情も半分は見せながら、そう話した。実際にこのころカウンセリングで描いたクレヨン画を見比べてみても、真っ黒に塗り潰された人の顔や動物などが散見され、逆にその部分と同画面に明るい花のモチーフが交錯していることもあり、一瞬驚かされもしたが、心理士によれば描画中の少女の様子はいたって落ちついているとのことで、そう思ってみれば心理士のまなざしのもとで描かれた絵だからこそ暗部ものびのびと描出できるのだろうし、むしろ自然なアンビバレンスの表出は、自在な表現を可能にしていた。

「先生に、人はただ生きているだけでいいって言われて、うれしかった。本当に？　って、最初思った。亡くなった人の分まで頑張れって、いつもそんなふうに言われてたから。どうしたらいいのか分かんなくなって、そのうち学校にも行けなくなって、自分が生きている意味なんてないって、ずっとそんなふうに思ってた」

私にしても、自身の苦しみが解かれる思いがする。いつも教えられることばかりである。苦しさだけでなく、うれしさを共有し、悲しみを供養し、ともに生きてゆける生き物も、たぶん人という種族しかいないのだろう。

第六章　逆境からの脱出

放射線の散乱により、福島第一原子力発電所から半径二〇キロ圏内の地域に加え、その後発覚した高線量の地域が国による強制的な避難の対象となったことは、周知の事実だ。いまもなお、この地域の方々は一部を除き、望んでも帰還を許されていない。

高校を中退後、二十年近く自室にこもりきりであったという彼も、例外ではなかった。社会から離れ、ひきこもることのできた安住の部屋を追われた彼は、避難先の体育館の人混みのなかでパニックを起こし、震災で営業ができなくなったいわき市内の旅館に移動、しばらくの間、母親と二人一室で過ごした。旅館でも、何度か他人とすれ違うたびにパニックを起こし、廊下に飾られた高価な壺を投げ壊してしまったそうである。やがては戸建ての借り上げ住宅に移り、小康を得るが、部屋を目張りするようになってしまった。彼の希望で買った放射線測定器ガイガーカウンターを、片時も手放すことはなかった。

そんな彼がクリニックを受診できたことは、不思議といえば不思議である。人と会うことが極端に苦手な彼は、裏口から誰とも会わないように配慮した形ではあるが、診察室に入室できた。それほど切羽詰まっていたのかもしれない。彼は現在カウンターが示す放射線の値の他に、被災してからいまに至るまでの詳細な空間放射線量の推移を、ノートにびっしりと書き込んでいた。それを私に見せながら息を弾ませ、苦しそうな顔をするのだ。

「当初はこれほど高かったのですね。でもいわき市の借り上げ住宅に越してからは、だんだんと値が下がっていますね」

事実彼のノートを見ると、細かくペン書きされた線量値は、震災直後から一時間おきに漏れなく記され、現在に至る。また現在の彼の自室の線量と、クリニック内の線量値を比較するとほぼ同じか、ややクリニック内の方が低かった。だから安心してクリニックに入ってきてくれたのかもしれない。

「外、高い。まだ、高い」

棒読みのような口調ではあるが、不安げに眉をしかめながら彼はそう言って、測定地点を外だとする線量を見せてくれた。確かに室内よりは二〜三割高い値ではあったが、これまでいろいろな場所で発表されてきた安全のための基準線量〇・二三マイクロシーベルトよりは、ずいぶん低い値に落ち着いていた。

「確かに高い値ですね。でも……」

直ちに身体に影響を及ぼす可能性のある基準値よりは低いようですし……と言いかけて止めた。まるで他人のセリフを言わされているような違和感があり、なんだかどうにもすっきりしない。この値は、そもそもが環境省の決めた基準値である年間被ばく線量一ミリシーベルトを、単純に時間単位で割って算出しただけの数値である。この値より低いからといって安全であるという保障はない。現に恣意的にこの基準値自体を、上げ下げしようとする動きは過去に何度もあった。そんな値を漠然とではあるが、信じている自分自身がいることに改めて気づかされる。本当の意味で安全な値など、ないのである。かつてない事象が起きてしまったのだから。最近になって、放射線は現在の数値でも子供にとっては有害、危険であるというデータが発表されるなど、人によって見解はまちまちであり、実は予断を許さない状況なのかもしれない。そういう意味では目の前にいる彼のほうが、現実に直に向き合っている気さえしてくる。私自身は目に見えず、身体に感じることもできない放射線に対して、既に慣れ切ってしまっていた。年齢も若くはないから、全くどうでもよいとまではゆかずとも、多少は浴びてもよいだろうという開き直りがある。内部被ばくを避けるために、きのこ類や地物の魚などは摂取を控えるように言われているが、頂きものもあったりして、自分が食べたければ食べるようにしていた。原発事故後の山を歩けば、清水だって湧き出ている。飲むときにやはり意識するから、まったく怖れがないわけではないのだろうが、自然の水は冷たくておいしいので、ずいぶん飲んでいた。それでも行政が執り行う、（内部被ばくの有無を調べる）ホールボディカウンターで検査しても異常はなく、まあこれらの機械を信じればの話だが、多少は線量の高い可能性のあるものを摂取しても大丈夫なのかもしれない。

「確かに室内よりは高い値ですね。不安だと思います。この土地で生活してゆくうえで、こうした苦労を抱えて生きていかなければならないことは、大変なことです。いまの線量で本当に安全かどうかは、厳密に言えば、誰にも分からないことかもしれませんしね。でもあんまり心配し過ぎて、気が滅入ったり、苦しくなってばかりではつらいですから、何かほかに楽しみを見つけたり、気分転換も考えてゆきましょう」

言っていて、（放射能汚染という）現実から目を逸らすような詭弁であるような気がしないでもないが、それしか言いようのないまま、彼を見た。ひきこもり生活が長いせいか、長髪で、髭もずいぶんと粗雑に伸びきっていた。頭陀袋《ずだ》のような肩掛け鞄を、肌身離さずに抱えている。

「ヨウ素一三一―八・〇二年。セシウム一三四―二・〇六五二年……」彼は決して目と目を合わせることなく、ぶつぶつといくつか独り言を言った。「セシウム一三七―三〇・一年。プルトニウム二三九―二万四千年、ウラン二三八―四四億六八〇〇万年……」よく聞けばそれは放射性物質の半減期のようだ。随分細かいところまで正確に記憶している。

「先生、長年閉じこもったまま放っておいてしまい、申し訳ありません。やはり何かの病気なのでしょうか。人と会うのがもともと苦手で、小さい頃からマイペースな子ではありました。急な変化がとにかく苦手で、せっかく入れた進学校も、一年生の冬に駅で突然パニックを起こして行けなくなって、本人に問いただしても、駅が違う、の一点張りで、何がなんだか私も分からなくなって――結局高校を中退する前にも何度か病院を受診させましたが、そのときには発達障害の可能性があると言われただけで、何も治療はしてもらえなくて」

母が私のほうを覗き込むようにそう問いかける。

「……はい。その可能性はもちろんあります。でもお母さん、発達障害は病気ではありません。ご安心ください。彼の特性というか、個性とも言えるものです。もし母子手帳や小中学校時代の通知表が残っておりましたら、次回の診察のときにお持ちください。診断の参考に致します。前の病院で知能テストなどが行われているようでしたら、その資料も手元にあればお願いします。それはそうと……」

彼は相変わらず独り言を繰り返している。放射性物質の半減期の後は、どうやら帰還困難区域をはじめとする避難地域についての市町村名の詳細のようだ。彼の興味や関心は、いまや完全に福島第一原子力発電所の事故に絞られているのかもしれない。背景にはもちろん放射線への計り知れない恐怖があるのだろう。このままでは埒が明かない。

「何かご本人の趣味というか、大好きなものはないですか？」

取っ掛かりを求め、母に尋ねる。

「震災前は、鉄道関係が好きで、よく時刻表を書き写したりしていました」

「ほんとですか！」

「ああ、それと亡くなった父親の影響ですかね。日曜の午後はいつも競馬中継を見ていましたね」

しめた、と思った。それなら私も大好きなのだ。

目に見えない放射線への恐怖は、多くの人々を衝き動かした。後日諸検査や幼少期、学童期、思春期の様子を聴取し確定診断するわけではあるが、彼のように、対人関係の苦手、コミュニケーションの不得手、特定の物事へのこだわりを示す、アスペルガー障害の方にしても然りである。思春期以降不適応を示し、長期のひきこもりを強いられた患者さんのなかには、こうした発達障害の方も散見されるが、震災という急場に際し、安全である自室を追われ、放射能への恐怖という理由ではあったにせよ、彼が他者（医療）を求めることができた事実を、なんとか彼の新たな可能性につなげてゆきたい。

また別の二十代の女性は、震災前まで母親との争いが絶えず、慢性的に拒食と過食を繰り返していた。仕事に就いても長くは続かず、それを被害的に母親のせいにして、暴言を吐くことを日常としていた。幼い頃に両親が離婚し、母と姉との暮らしを続けてきたが、長期に亘る家族関係のストレス、母親の呪縛から逃れられず、ときにやや深いリストカットをしてしまうこともあった。

「母親があれこれ言ってきて、それが些細なことや他愛のないことだと頭では分かっているのですが、どうしても否定されるように感じてしまうんです。いまだに姉と比べられているような気もして」

「比べられたり、否定されているように感じるということは、逆に認めてほしいという気持ちの裏返しなのかもしれませんね。お母さんから」

「そうなんですかね。でも気づいたらいつのまにか、無我夢中で食べてしまっているんです。気が付いたときには、もう遅いんです。ひどく落ち込むときには、腕のほうまで無意識に切ってしまうこともあります」

そんな彼女が、震災後初めて家を出ることになった。

「いまは東京でマンションの一室を借りて暮らしています。放射能の影響も怖いですしね。十年以上会ってなかった父親から連絡が来たのです。こっちへ避難して来いって。荷物置きになっている部屋がひとつ空いてるからって」

「どうですか？　向こうでの暮らしは」

「思ったより快適ですね。仕事もいまは派遣ですが、無事に見つけることができました。不思議と過食もほとんどなくて、大丈夫みたいです。母親から離れて初めて気づいたこともたくさんあります。なんだかんだ言って母も父と別れてずいぶん経つし、孤独で不幸な人なんだなって。そんなふうに思えてきて。小さい頃から私たち姉妹を支配するように厳しかったけど、そういう形でしか愛情を表すことができなかったんだなって。そう思えたらどこか親近感も出てきて」

「思い切ってよかったですね。ずいぶん距離が取れたみたいですね」

もちろんまだ気を張っているだけかもしれない。しかし震災という非常事態が、膠着した家族状況を揺り動かしたケースは両手に余る。先のアスペルガーの男性にしても、然りだろう。災い転じて何とやら、とまではゆかなくとも、震災という極限状態が人を動かし、逆境に放り出されることによってその内なる生命力を喚起したと思えるケースも数多いのである。

無論過不足なく平和に暮らしてきた多くの方々は、強制避難させられるにせよ、自主避難を決断するにせよ、より多くの困難を抱えることになったはずだ。避難先で兄妹の世話になり、初めはよいが、二、三か月と避難生活が続くにつれ、家族関係が悪化したという話はよく聞いた。肉親であるだけに苦しいものだ。風評被害も然り。避難したらしたでその避難先で辛い思いがあり、葛藤は避けられない。避難したという負い目が罪責感となり、当人を苦しめる場合も多い。避難しなかったらしなかったで人によっては、放射線の不安や不気味さから、多くの症状は現れる。心気、強迫、身体化症状はその最たるものだ。原因不明の咳や熱も数多く見られた。目に見えない、先の見えない、得体のしれない放射線への恐怖は、意識するにせよしないにせよ、あらゆる心身の不調、反応を引き起こす。そのすべてが心理的な影響であると完全に言いきれないところに、放射能の恐ろしさが潜んでいる。いまでも危ないという学者はいる。未知がゆえ真偽は常に、ブラックボックスのなかである。ひとつひとつデータを当たり、冷静に対処してゆく必要がある。

また数か月の避難生活から帰ってみると、避難した人とそうでない人の温度差、心理的な軋轢から、居場所を失ったという話も多い。現に職場をなくした方々も多い。逃げることを悪とした二次的な差別の構造、逃げなかったら逃げなかったで持続する不安、恐怖のなかで生活し、あげくは「フクシマで暮らすなんて、子どもたちを殺す気か！」などと住んでもいない人たちにバッシングを受けたという話もよく聞いた。がそれすら全て受け容れてゆくしかないのが現状だった。絆を信じる、助け合うなどという綺麗ごとは、耳にタコができるほど聞かされているから、どこか素直に受け取れず、こういってはなんだが嫌悪感のようなものさえ生じてくる。それよりどう自分の人生を選択しようと、逃げようと逃げまいと、こうした差別の構造自体、ある意味どこへ行っても人が人である以上避けられない性質のものであると、割り切り、腹を括《くく》り、開き直ったほうが非常事態を生きやすくなるのかもしれない。

「いわき、内郷《うちごう》、湯本、泉、植田、勿来《なこそ》……」

試しに私が暗誦すると、アスペルガー障害の彼はぶっきらぼうだが乗ってきてくれる。

「大津港、磯原、南中郷、高萩……」

いわき市内の駅に続き、彼が茨城県内の駅名を続ける。さらには常磐線の上り各駅停車の駅名のなかで、難所と思しきエリアも難なくこなしてくる。とくに土浦を過ぎ、茨城から千葉県に入ると難易度を増す、と私は思う。柏を越える辺りからは千代田線の乗り入れもあり、快速が主となり、停車駅が昭和の頃と現在では若干異なってくるからだ。

「柏、南柏、北小金、新松戸、馬橋、北松戸、松戸、金町、亀有、綾瀬、北千住……」

金町からは東京都である。このうち快速が停車するのは、柏、松戸、北千住のみ。よって各駅を正確に言い当てるのはかなり難しいのだ。この辺りの事情を彼に問うと、昭和何年のダイヤ改正でどこがどう快速となり通過駅と変わったのかを、詳細に教えてくれた。さらには大津港が関本駅、臨界事故のあった東海がかつては石神という駅だったことなど、私たちが生まれる以前の歴史も彼は、何故《なぜ》だか知っているのだった。

その後も彼が中学生のときに撮ったのだという、懐かしい常磐線「特急ひたち」のフォルムに嘆息すると、加えて普通車両や貨物車両まで見せてくれた。写真を見ればたぶんいわき駅を出てすぐの松ヶ岡公園脇のトンネルのところで撮ったらしいことが分かる。私も中学生の頃、初めて手にしたカメラを手に狙ったアングルなのである。桜が映り込んでいる写真もあった。記念切符やオレンジカードの類も豊富で、母親によれば震災のとき、彼はこれらの宝物を真っ先にいつもの頭陀袋ふうのカバンに詰めこみ、抱きかかえるようにして二十年近くひきこもった自室を後にしたのだという。さらには何度目かの面接のとき、

「下りは、いえますか。先生」

彼が私を試すように、そう言った。私にしても幼い頃から、上野までは各駅停車で幾度となく常磐線を往復していたから、難しいエリア以外であれば、自然と上りの駅名を暗誦することができたわけだが、北は確かに空白だった。空白と言っては失礼な話だが、彼が生まれ育った駅を含め、考えてみればほとんど乗り降りしたことがないのだった。

「いわき、草野、四倉《よつくら》、久ノ浜……うーん、いわき市内までは言えるんだけどね」

この先が出てこない。いわき市から双葉郡に入る境目のところまでしか言えないのだ。彼が得意そうに早口で諳《そらん》じてみせる。

「末続《すえつぎ》、広野、木戸、竜田、富岡、夜《よ》ノ森、大野、双葉、浪江、桃内、小高、磐城太田、原ノ町……」

颯爽と原発のエリアを越えてゆく。

「平駅は平成六年、いわき市の要望でいわき駅に駅名が変わりましたが、原ノ町駅は南相馬市に市の名前が変わった今も、原ノ町駅として存続しています」

「うん、そうだ。確かにその通りだ」

そうなのだ。我々昭和の世代には、いわき駅よりも平駅のほうが馴染みである。彼が駅名の変更にパニックを起こした、高校時代のエピソードを思い出す。今はさすがにもう大丈夫なのだろうか。

「先生。もうひとつ。先生は久ノ浜駅までをいわき市と言いましたが」

「……はい」

「正確には末続駅までが、いわき市です」

そんなことも訂正された。さらには、

「広野より北は、原子力発電所事故の影響で、現在運行を休止しています」

アナウンスのような口調で、彼は言うのだ。そうして放射線測定器に一瞬だが目をやったあと、こう続けた。

「夜ノ森駅前は、現在六・四六マイクロシーベルト。立ち入りできません」

彼の目を見る。表情は変わらない。彼の自宅のある富岡町夜ノ森地区は、帰還困難区域で確かに立ち入りが許されていない。駅前からつづく桜並木のちょうど真んなかあたりに警官が立ち、バリケード封鎖されている。彼はそれをどう思っているのだろうか。

しかし別の日に彼はやはりガイガーカウンターを握りしめたまま、こう言うのだ。

「二〇一四年六月一日、広野駅から竜田駅間は、再開されます」

「それ、ホント?」

私はいつもと変わらぬ表情ながら、そう言ってくれた彼の内面を感じ、うれしくなった。新聞で知ったのか、テレビのニュースで知ったのか、あとで確かめてみればそれは本当のことだった。表情を変えずに話した彼が、その言葉のなかに喜びを宿していたかどうかは知りようがないが、これまで他者と全く関わりを持たず、一見ぶっきらぼうにしか話せない彼が、当たり前だが彼自身の生をしっかりと生きていることを感じてうれしくなった。

「そうなんだ。乗ってみたいですね。三年三か月ぶりの路線再開であるなら」

彼が頷いたかどうかは定かではないが、私も自然にそう答えていた。

「先生、大変なことになってしまったんです。あの子が、あの子が」

おろおろと、慌てふためいて訪れた母親は、そう言って診察室の椅子にへたりこんでしまった。背後から、少し大人びたスーツ姿の彼女が済まなそうに入室してくる。

「やあ、久しぶり。どうぞ、こちらへ」

もう片方の椅子に彼女を案内し座ってもらうが、母は黙ってはいられない。

「実は、先生。娘が、娘が」

母の悲痛な叫びによれば、震災後、東京にある父親のマンションに身を寄せていた彼女は、当初こそ過食も軽くなり、仕事も始めるほどに回復を見せていたのだが、どうも吐き気がひどいとのことで検査薬を用いると、陽性の反応。あわてて、婦人科を受診すると、もう妊娠三か月になっていたのだという。

私は彼女に向き直って問う。

「それはひとまずおめでとう、って言っていい話なのかな」

彼女は身を縮めた格好のまま、無反応だ。慎重に言葉を選ぶ。

「お相手は？　どなたなのかな？」

うつむいたままの彼女は勢いよく首を振った。

「思い当たることはあるの？　まさか乱暴されたわけではないよね。それは○○さんも望んでのことだったらよかったと思うんだけど」

小さく身を屈めるようにしていた彼女は、息を吐き、ゆっくりとだが、頷いた。

「よかった。まずはよかった。望んだ形であったなら、本当によかった」

私もほっとする。

「相手の方とは連絡は取れているの？　お相手はこのことを知っているのかな？」

彼女はまた首を振る。

「だから言ったことじゃない。あんな人（父親）のところなんて行くから、こうなったのよ」

「いや、お母さん。そういうことじゃなくて」

まずは彼女に顔を上げてもらいたい。

「○○さん。苦労はあったみたいだけど、妊娠するという、とてつもなく大きな経験をしたみたいだね。東京に出て」

「何を言っているんだ、この先生は」と言わんばかりの形相でこちらを睨む母親を制し、返事を待つ。彼女は未だにうつむいたままだ。

「相手とは連絡が取れていないみたいだけれど、それが望んだ行為であったなら、相手が誰だかは分かっているんだよね」

彼女は首をかしげる仕草だ。相手探しをしていても始まらないか。問題は、彼女がこの件をどうやって自分自身の問題として、向き合ってゆけるかにかかっている。

「分かった。いまは妊娠三か月。順調なんだね。婦人科の先生の診断では」

彼女は頷く。

「そうか。分かった。君自身の身体だからね。妊娠しているのは。お母さんの身体じゃなくて」

彼女は再び、小さく頷く。私は続ける。

「……大変かもしれないけれど、今後のことをいっしょに考えてゆきましょう。自分自身の身体をまずは、一番大切にしてあげてください」

彼女は今日初めて、目を上げてくれた。


二〇一四年六月一日。いわき駅改札上部の電光掲示板には、行き先「竜田」の文字がひときわ輝いて見えた。前日に時刻表を調べ、うきうきするのは彼も同じかもしれないと勝手に思い、ちょうど休診日に当たった私は、朝早く起きいわき駅へ向かった。切符を買い、ホームへ向かう。片道五八〇円。運転再開日の刻印があるから記念にもなる。

午前八時五〇分、いわき駅発の車両はゆっくりと滑り出す。彼が乗っていないかという淡い期待もあり、周囲を見渡すが、頭陀袋を提げた、それらしい人影はなかった。私にしても四十年ぶりくらいに乗車する、常磐線の下り列車だ。当時は平駅だったいわき駅からふたつ先の四倉という駅前に、ひとつ年下の従兄弟が住んでいて、小学校の夏休みに泊まりに出かけて以来の乗車だ。天気は快晴。言うことなし。四倉を過ぎると、海が右手に見えてくる。夏休みのたびに泳いだ海だ。太平洋の、夏の日の出時刻は四時台と早く、九時過ぎともなれば既に真昼の陽射し。反射した海は見えないくらい。来年小学校に上がるくらいの男の子が母親に連れられ窓に両手を置いて、身を乗り出すように海を眺めては母の方を振り返り、眩しげに何かを伝えようとしている。わずか四両ほどの電車であったが、先頭の方から賑やかな笑い声が聴こえ、行ってみるとそこはいつのまにか満員の人出だった。四倉の仮設住宅から乗り込んできた人たちだろうか、あるいは地元竜田へ向かう人たちであろうか、お年寄りの方がほとんどで、みな旧知らしく談笑している。楽しそうだが、ちょっと部外者は入りづらい感じで羨《うらや》ましく見ていた。

「いやはあ、いい天気だなや」

「久しぶりぃ。元気だったべか」

広野駅着。ここでも人が乗り降りした。この街は原発事故後、いち早く避難指示が解除され、住民の四四パーセントほどは既に帰還を果たしている（二〇一五年九月現在）。広野小、中学校も再開され、この二〇一五年春には、「ふたば未来学園高等学校」という名の県立高校も新設された。著名人たちが「ふたば教育復興支援応援団」として講師を勤める、いわば希望の象徴となる高校なのだ。福島第一原子力発電所の南側では、いまのところ最も北限の居住地である広野町（二〇一五年九月の楢葉《ならは》町の解除以前）。乗降者も多いはずだ。駅前の商店街もぽつりぽつりとではあるが花開くように、軒先の明るいお店が増えている。

列車は鮭の遡上で有名な木戸川を越え、竜田駅へと到着した。ドアが開く。手を振る多くの人たちがいる。駅長らしい男性のほかに、得体の知れない着ぐるみが一体小躍りしていた。ちょっと怪しい動きである。これがいわゆる「ゆるキャラ」なのだろうか。小さな駅舎に青い空と白い雲が映え、報道陣がマイクを片手にお年寄りにインタビューしていた。ちょっとした祭りのフィーバーぶりだ。地元民でない気恥ずかしさに身を屈めながら、彼を探す。ホームの先端に位置を構える鉄道ファンの中に彼はいないだろうか。最近は髭も剃って小ぎれいになった彼を探す。やや太めで猫背がちの彼と会って挨拶を交わしたかったが、ずらりと並ぶカメラマンたちのなかにも、眩しい笑顔で手を振り合う地元の人たちのなかにも、彼の姿はなかった。

妊娠三か月を知らされてから、さらに彼女は変わったようだ。これまでは母の希望通りに医療系の短大に進み、臨床検査技師の資格を有する彼女であったが、東京で見つけた仕事は全く違う業種であり、派遣ではあるが本人の希望する縫製関係の会社だという。この仕事を続けていきながら資格を取得し、デザインの勉強も本格的に始めていきたいのだと彼女は言う。過食もこの頃は週末だけに落ち着いていた。

「初めは震災がきっかけだったかもしれません。あの頃の私は仕事を辞めてから一年以上も何もできずに、実家にひきこもりの状態でした。短大を卒業して母の薦めで地元の病院に就職したのですが、すぐにいじめというか女性上司のパワハラにあって、それから短大のときに発症した摂食障害がひどくなって、母の目を盗んではコンビニに通い、過食嘔吐をくり返す毎日になっていました。部屋はいつも酸っぱい匂いで充満していて、でも食べて吐くときだけが自分が自分でいられる時間だったので、過食を止めることはできませんでした」

「……はい」

「母も仕事に出ていた一四時四六分。一人であの揺れを経験しました。自分の部屋で唯一自分以外の生き物が棲む水槽の水が零《こぼ》れないように必死になって、立ったまま両手で水槽を支える格好になって、それでも揺れは終わることなく長く続いて、水がどんどん跳ねてもうダメだと何度も思って、飛び出さないように水槽を抱くように持ち直して、それでも物凄い揺れは一向に収まってくれなくて、ああ、死ぬんだな。このままウーパールーパーといっしょに死ぬんだな。なんて思ったら急におかしくなって、サイコーに笑える死に方だなって、そう思ったのをいまでもはっきり憶えています。私何やってんだろう。私の人生なんだったんだって、先生。走馬灯って本当にあるんですね。昭和チックだけど、走馬灯。凄い揺れなのにどこか冷静な自分がいて、ああ、こんな水槽、別にどうなってもいいのに何やってんだろうって変に感心しながら頭には映像が浮かんできて、テストで褒められて得意だったことや、ランドセルは赤がよかったのに母がムラサキ色を買ってきてからかわれてもガマンして通ったことや、絵のコンクールで金賞を取って父は大よろこびしてくれたのに母にはなぜか無視されたことや、中学三年のクリスマスに友達の家に泊まらせてもらえなくて泣いたことや、病院の上司に母が怒鳴りこみにいったことや、ＴＤＬ（東京ディズニーランド）で迷子になって母を探し回ったことなんかが、こうやって水槽を抱えながら、ぐるぐると走馬灯になって見えてきて、やんなっちゃうことにそのほとんど全てに母の存在があるんです。いつのまにか揺れが終わってその場にへたり込んでからも力が抜けちゃって逃げる気にならなくて、そのまま日が暮れるまでその日はそうしていたみたいです。動けなくって。そのうちに母が帰ってきて、無事だったのね、って抱きついてきて、ああ、無事だったんだなってそのとき思って、でもなぜだか自分のことも母のことも他人事みたいに感じられて、それだけでした。むしろ短大で一人暮らしのときからずっと一緒だった、ウーパールーパーが元気に泳いでる姿を確かめたときがうれしかった。翌日原発が爆発して、面識もほとんどない父親から着信があって、私は迷わず東京に出ました。放射能の恐れもありましたが、そればかりではなかった。うまく言えないんですけど、そうすることが必然であるような、そうなるように運命が決まっていたとしか言いようのないような、そんな感じで父のもとに出てゆくことができました。もちろん生き残ったウーパーちゃんもいっしょにね」

「出て行ってラクになりましたか」

「そう……ですね。東京も昼なのに電気が消され、スーパーもコンビニも食べ物が底をついたりしていて、戦場みたいでしたからね。でもおかげで過食したくてもできず、ウーパーの餌にも困って、魚肉ソーセージを分け合って食べてたくらいですよ。ネットもつながらなくて何をあげてよいかも分からなくって。テレビからは毎日津波で行方不明になってしまった人たちの数が流れ、原発事故で避難を余儀なくされた人たちの数が流れ、ひとりひとりの人生があるのにこうやって数にされちゃうっていったいどういうことなのかなって、当たり前のことを考えたり」

「……はい」

「そのうち私も何かに関わりたいと思って被災者に衣類を送るボランティアをはじめたんです。ちょうどその頃職場も決まって、そこも衣料関係だったもので、職場で知り合った人たちと一緒になって、昼も夜も無我夢中で動いていましたね。それこそ毎日が戦争みたいに。ほんと過食する時間もなかったですよ」

「……なるほど」彼女の変化に感心しながら、肝心なことも、聞かないわけにはゆかない。

「おなかの子は？　どうされるのですか」

彼女は一度逸らした視線を戻し、苦しそうでもあり、しかし目の光は失っていない表情で私に伝える。

「……諦めることにしようと思っています。それはその場限りの関係だったという理由だけではないんです。相手の方も、妻子はおありですが、よい方です。この一週間、たぶん一生の間でもこんなに考えたことなんてないというほど、考えました。たった一人で。悪い夢にうなされ、吐き気が苦しくて生きた心地がしなくって、目を閉じれば血だらけの胎児が泣いたまま埋められる映像を何度も何度も繰り返し見て、前だったら絶対リストカットしてたと思うんですけど、我慢して、眠れなくて、ナイフを持ち出して、自分を責めて、考えに考え抜いた結果、やっぱり手術するしかないって、そう決めるしかないと思っています」

彼女の眼差しはじっと私に注がれ、「先生はどう思われますか?」と私の意見を求めるようでもあり、私に懇願するようでもあり、私に挑戦するようでもあった。黙って彼女の目だけを見つめる。私が代わってやることはできないんだ。そう伝えようとする言葉を見越したかのように、彼女は言った。

「人って先生。こんなにつらいものだったんですね。自分の意志で生まれてきたわけでもないのに、全部自分で決めなきゃならない。最後には本当、自分ひとりしかいないんだって、とことん思い知らされました」

その大ぶりの瞳を見れば、涙を堪《こら》えているのが分かる。自分のために流す涙なら、どれだけ流したってかまわないんだ。そう思い私もじっと、彼女を見つめる。

「いままで私は自分の人生を自分のものとして、生きることができなかった。たぶん怖かったんだと思う。恐ろしかったんだと思う。どっかで逃げていたんだと思います。失敗することや、自分ひとりで責任を負うことから」

彼女は溢れ出る涙が零《こぼ》れないように、少しばかり顔全体を上向きにして、こう続けた。

「あの物凄い揺れのなかたった一人で、本当にこいつら（ウーパールーパー）といっしょに死ぬんだって思ったら、悔しくて、苦しくて、揺れが終わっても座り込んだまま動けなくなって、涙が溢れて、誰も助けに来てくれなくて、辺りはいつのまにか暗くなって、このまま一人でこうして死ぬんだ。こうやって動けなくなったらもう何もかもが終わりなんだってそう思って、はっとして、初めて自分自身のちからで動き出すことができました」

「……はい」

「勝手な都合で生命を奪うことになるかと思うと、この子には本当に申し訳なくて、どうしたらよいか分かりません。もしやっぱり諦めてしまうしか選択肢がないのなら、私の一生をかけて償い、供養を続けてゆかなければならないと思っています」

震災という極限状態が、彼女を変えた。善悪ではない。まして見栄や世間体であるはずがない。どちらの道を選ぶにせよ、もちろん代償は小さくはない。しかし失って初めて前に進むことのできるぎりぎりの局面が、人の生の営みにはあるのかもしれない。

アスペルガー障害の彼は、その後ハローワークの紹介もあり、福祉作業所に勤め、当初はオリーブの畑作業を任されたが、やはり外は放射能が気になるようで仕事にならず、いまは別の会社の障碍者雇用枠で、パソコンの入力作業を続けている。仕事をこなし、賃金を得て、彼の表情が誇らしく見えることもしばしばであった。

その後も彼はＰＣの才能を買われ、いまではＣＡＤの資格を取り簡単な設計を任されたり、写真をアレンジした広報誌のデザインを担当するなど、案外マルチなその才能を披露している。まさに原発事故による避難という不測の事態が、二十年近く自室にひきこもった彼と外の世界とを繋ぐ架け橋となった。

さらにいえば昨今の発達障害と呼ばれる患者さんの増加については、高度なコミュニケーションと肌理の細かいサービスが常に要求される、第三次産業偏重の社会と切り離しては考えられない。震災と原発事故後、特にエネルギーの分野を含めた、持続可能な社会への変転、パラダイムシフトが叫ばれているが、同感である。他者とサービスやマーケティングを競い合うだけの社会を過去のものとし、第一次、第二次産業がもう一度しっかりと見直されるならば、社会が健全さを取り戻すだけでなく、コミュニケーションを苦手とはするが、継続した努力や真面目さを身上とする発達障害と呼ばれる患者さんの働き先もぐっと増え、いかんなく彼らの才能も発揮されることになると思う。

　診察では電車や時刻表のネタはさすがに尽きたが（私がついていける範囲は限られていた）、亡くなった彼の父親が好きだったという競馬ネタに関しては私もまんざらではなく、メジロマックイーンとトウカイテイオーの天皇賞や、オグリキャップのラストランというメジャーな話から、あの百十三連敗もしたハルウララの父親がやはりＧ１でなかなか勝てなかったニッポーテイオーであったというちょっとマイナーな話まで、毎度懐かしいネタの応酬は楽しい限り。が結局は彼の記憶と知識量に勝てるはずもなく、予想にしても過去のレース回顧にしても、いつも私が舌を巻いているばかりだった。特に血統や着順などの詳細には異常に強く、極めて細かいところまで彼は正確に記憶しているのだった。


　二〇一五年一月三十一日、竜田駅から原ノ町駅間、常磐線の不通区間四六キロが、ようやく代行バスによって結ばれることになった。これで震災後初めてバスという形ではあるが、原子力発電所事故による帰還困難区域を通過する公共路線が整備、再開されたことになる。

「現在のところ一日二往復ですが、初日は三十一人が利用しました。時速四〇キロで走行した際の推計被ばく線量は、一・二マイクロシーベルト。これは胸部レントゲン検査の五十分の一の放射線量です」

いつものアナウンス口調で彼は言う。

そういえばいつだったか、竜田駅までの運行再開のときの話をすると、彼は財布から切符を取り出して見せてくれた。あの二〇一四年六月一日、彼もいわき駅で買っていたのだ。竜田まで五八〇円の乗車切符を。でも大人数でパニックになりそうだったので、また何かものを壊しては大変と思い、すぐに連れ帰ったのだと母親が口を添えた。そうか、来ていたのか。やっぱり、そうか。私の予感は当たっていたのだ。今回は残念だったが、次回こそはともに終着駅まで乗れることをめざしたいものだ。そのときにはきっと竜田駅よりもっと先にある彼の故郷——あの美しい桜並木がどこまでも続く夜ノ森の駅前までも、列車が再開されているに違いないのだから。

第七章　不登校の少年

「先生。昨日の一時帰宅はじめて帰ったんです。一年二カ月ぶりに。父さんの車で。すごかった。ほんと。すごかった。道路のあちこちが牛の糞だらけで、野生化した牛が普通に走ってる。国道のあたりを。草は伸び放題で田んぼがまるで草原みたい。ちょっと脇道に入るともう通れない。戻るしかない。全然別世界になってた。Ｊヴィレッジあるでしょ。サッカーの。日本代表が合宿してたところ。あそこが１Ｆに向かう作業員の駐車場になっていて、人も車もごったがえし、警察もたくさんいた。ここが前線基地なんだって父さん言ってた。確かにそこだけが人間世界って感じ。でもあとは誰もいない。人がいない町。駅前も住宅街も誰もいない。静かですよ。牛の親子が悠々と歩いているくらいだから。商店街を。家族って感じで幸せそうに。いっしょに暮らせるようになったんだから、牛にとってはよかったかもね、なんて父さんも暢気なこと言うから笑った。あ〜あ。おれサッカーやりたかったんだけどな。あの芝生で。結構がんばってたんですよ。プロ目指して。なんてね。しょうがないよね。もう芝生もはげちゃってパトカーがぐるぐる回ってるんだから」

この春中学二年になったばかりの少年は、そう言った。卒業間近、小学六年の三月十一日、当時通っていたS小学校で被災し、屋上から学校に押し寄せた津波を目撃した後、すぐに町全体が原発事故に見舞われた。父親は違う場所で働いていたから、母親と、まだ三歳の妹と三人自宅を追われ、卒業式も執り行われないまま、県外に避難を強いられた。知らない土地の中学で一月遅れの入学式を迎え、しかしなんとか一学期の間を通いとおした。夏休みには自宅から三五キロほど南に位置する、いわき市内の仮設住宅に避難先が変えられ、いまに至る。不思議と都会の中学校では、本人が言うに「奇跡的に」明るく振る舞え、避難時に持って逃げたカードゲームを学校に持ち込んだりして、かろうじて夏休みまでを過ごせたという。慣れない土地でサッカー部に入り、球拾いもしたのだと。ところが自宅に程近いはずの、いわき市に移った中一の二学期からは、ぱたりと学校に行けなくなった。

「もう学校へ行くのをやめたんです。あれだけ苦労して友達作って、すぐに、はい、お別れでしょ。もう行くのやめようと思いました」

結局冬休みまで不登校は続き、心配した母親に連れられて来院した少年は、母親に外れてもらい、私と二人で話す機会になると、そう言って固く唇を結んだ。

「そうですか。（学校へ）行きたくて行けないのではなく、自分の意思で登校をしないというなら、そういう選択もあるのかもしれませんね」

言いながら、少年の目を覗きこむ。真意はどうか。何かいわきの小学校で、いじめや嫌がらせのようなものがあったのではないか。本当に、学校に行くのを自ら止めてしまったのか。

「仲良くなっても、またどうせすぐさよならですから、もう行きたくはありません」

「そう……ですか。分かりました。少しずつでもここ（クリニック）で話してゆくことにしましょう」

いまはただ、硬直した少年の傷つきを推し量ってゆくことしかできない。

震災後、福島第一原子力発電所周辺半径二〇キロ圏内を含めた広範囲の方々が緊急避難を強いられたことは周知の通りだ。彼らは、仕事も住宅も何もかもを瞬時に奪われ、ゆかりのない場所への避難を余儀なくされた。当然、中学や高校に入学予定だった生徒たちは、それが叶わず、関東圏や、福島県中通り地方など、日本各地での見知らぬ学校へ入学あるいは転入せざるを得なくなったわけだ。震災から三年が過ぎた二〇一四年四月一日のデータでも、なんと二万六〇六七人の十八歳未満の児童、生徒たちが、いまだに県内外に避難中なのだ。そのうちおよそ半数は県内、半数は県外に避難している。避難先の学校に溶け込めず不登校になったり、行った先でフクシマという風評に傷つけられたという話は、嫌になるほど耳にした。県内で「不登校」とされた小中学生の児童、生徒数は、二〇一四年度には一七八五人に上り、震災後残念ながら右肩上がりに増えていて、この十年で最多となった。原発事故による避難生活の影響が、いかに大きいかがうかがえよう。

ある日から突然見知らぬ土地に置かれたら、誰だって大変である。逃れようとしたところで、どこにだって差別の構造はある。少年のように、当初は懸命に登校し、適応の努力を積み重ねたが、どこかで緊張の糸が切れたように、疲弊して閉じこもってしまうケースも少なくはない。

「そうか。いま中学二年だったね。もうすぐいわきに来て一年近くになるわけだ。中学校というところはもし仮に行くことができなくても、卒業はできるから、まずは安心して。行くことが難しいようなら無理はせず、あとは自宅でどうやって、学校で学ぶべきことを学んでゆけるかが大切になってくると思う」

そんな話を繰り返し、少年の反応を待つ。不登校という事態に関しては、まずは学校に必ずしも行かなくてよいという安心、選択肢の保障が、何よりも大切である。

「学校ですることといえば、勉強、運動、そして社会参加の練習かな。これにはクラスや部活での活動を含め、友達を作ったり、異性を好きになったり、そうしたことも含まれてくる」

「……」

「もし学校へ行けない、あるいは行かないとすれば、自宅でそうした活動がある程度できていることが大事かもしれない」

「……」

「少しずつでもスケジュールを立てて、毎日の時間の使い方を考えていこう。勉強と運動、どっちが好きだろうか？　何かいま、やりたいことはありますか？」

毎回、同じような面接を繰り返す停滞のなかで、ある日彼は目を上げ、こう言ってくれた。

「……サッカー……やっぱり、やりたいです」

それからは、サッカーの話題が面接の中心になった。地元のS小学校では、部員は少なかったがフォワードでキャプテンを任されていたこと。身体は小さいほうだから、右利きだけど、アルゼンチンのメッシにあこがれていること。

「埼玉に避難しているときは、周りに知っているやつが誰もいなかったから、学校にも行けたんだと思う。サッカー部に入って球拾いばっかやらされたけど、話すやつもできたし、もっと部活を続けたかった。いまはなんていうか……誰かに会うのが怖いっていうか、嫌になって、仮設から出られないんだと思う。S小のやつらはこの辺にはいないみたいだって母ちゃんは言うけど、なんかやっぱ、こんなふうに（不登校に）なっちゃうと、出づらいっていうか。出たくないっていうか」

彼の誇りが傷ついているのだろう。S小の部活やクラスのメンバーに、もし街中でばったり会ったら、合わせる顔がないのだろう。キャプテンをしていたくらいだから。海外サッカーの話題の隙間に、こんなはずじゃなかった、という彼の無念が伝わってくる。

「お父さんは、単身赴任中……だったっけ？」

「あ……はい。震災後は、原発事故の影響で、福島市のほうに会社が移ったみたいで」

「お父さんは、サッカーやるの？」

「え、まあ一応……でもキーパーなんだけどね」

「！……いまもやっているんだ」

しめたと思った。キーパーならなおよいではないか。と私の無邪気な思い付きが、この後少年を板挟みにしてしまうなんて、このときは想像もつかなかったわけではあるが。


中学二年の夏休みに入り、少年は父親の住む福島市に、毎週日曜に定期的に通うことになった。いわきから県庁所在地のある福島市までは約百キロの距離があるが、ちょうどいわき駅から高速バスも出ていて、実現できた話である。父親が所属している社会人のサッカーチームで、ともに練習することになったのだ。

「やっぱ気持ちいいですよ。シュート打つと。久しぶりで、筋肉痛も大変ですけど」

日に日に日焼けする少年の、声に張りが出てくるのはこちら側のよろこびでもある。左利きのメッシとは反対方向になるが、彼のようにサイドから中央にドリブルで切れ込んで放つシュートが得意なのだと。

「勉強は、どうだ。やれるようになった？」

「行き帰りのバスで、英単語、やるようにしましたよ。母ちゃんが何か（英語を）聞くやつ買ってきちゃったから」

不登校は続いていたが、ひとまず安心の域に入ったようだ。母親も震災の二年前の年に生まれたという幼児（彼の妹）を抱え、自身もパートに出ており、忙しそうではあったのだが、少年は秋頃から少しずつ家でも勉強ができるようになっていた。理系がどちらかといえば得意な彼は、数学が得意なうえに手先も器用で、週刊で作ってゆく人型ロボットの雑誌も楽しみにしていた。友達との付き合いはまだないままだったが、ときには食事を用意したり、後片づけをするなど、仕事で多忙な母親の手伝いも進んでこなすようになっていた。

「おれ、料理は結構好きなんですよ。小さいころから、母ちゃんの手伝い、よくやってたから。それに昼間から勉強ばっかりじゃ、嫌になるしね」

「サッカーの方は、どう？　調子は」

「悪くないと思いますよ。このあいだも練習試合の紅白戦で、親父からゴール決めましたよ。サイドからなかへ切れ込む、いつもの形で。いい歳なのに、まあ親父もよくがんばってますよ」

背も伸び、声変わりが始まり、急に大人びてきたせいか、言葉にも余裕が感じられるような気がした。この秋、彼の地元に近いT高サッカー部は全国大会出場をめざし、かなりよい位置につけており、T高校が移転した先の福島市のサッカー熱も高まっていた。また同じT高のサテライト校を含め、震災後休校となっていた双葉郡の三つの高校が、いわき市内のM大学にそれぞれ仮校舎を設け、再開され、少しずつ生徒が増えていることも話題となっていた。

「中学は仮に行かなくても、行けなかったとしても、卒業して高校受験できるわけだし、そこから登校を再開する生徒さんも多いんだ。だからこのまま中学は登校できなかったとしても、そういった形を目指すのもよいかもしれない」

これは彼にだけでなく、不登校や登校できないことに苦しんでいる多くの子供たちに、繰り返し言っている言葉でもある。同時に中学にしても高校にしても、通うことを善とし、絶対視する価値観を退け、あくまでも登校は任意であり、選択肢のひとつであることを話すようにしている。特に学校生活において、いじめなどのストレスや人間関係における苦悩があったときには、登校しない、という子供の当たり前の選択肢を保障し、登校を強要せず、登校に替わるスケジュールを立て、見守ることが重要になってくる。ときには自死を考えるほど、追いつめられている場合もあるから、学校側と連絡を取り、いじめなど強いストレスの有無を確認したうえで、しっかりと学校を休める環境を整えることが必要である。こうして子供にかかる重圧を軽減し、親御さんにも理解していただき、一度社会から退却する形になったとしても、安心して、本人の居場所を確保し、プライドを守り、ともに支えてゆく姿勢が肝要なのは言うまでもない。

さらに言えば学校に行けなかった苦しみを経験することによって、将来見えてくるものが広がることも少なくはない。この間に家の手伝いをしたり、簡単な仕事を経験することで働くことの意義を知ったり、人に認められることのよろこびに目覚めることもあれば、何より一度敷かれたレールから外れることによって、長い目で見ればそんなもの外れたって生きてゆけるのだという、たくましさ、自由さを実感できる子供たちも多い。現に小中高時代に不登校を経験した多くの生徒さんたちが、成人し、特に人を助ける分野や、芸術、研究など独創的な方面で、幅広く活躍していることを付け加えておきたい。

要は不登校という事態を、どう捉えるか、にかかっている。不登校になってしまったとして、その時間をどう過ごせるか、にかかってくる。本人の苦しみに共感しつつ、家族や周囲の協力体制を整え、本人を支え、できることをしてゆき、どうこの期間を少しでも肯定的に捉え、ともに生きてゆけるか、その模索、経験が本人を、家族を成長させる。

「先生……志望校、どうしようか迷っています。親父は福島市に来て、T高で本格的にサッカーやってみたらっていうんだけど、うちの母ちゃんは、たぶん地元に残ってほしいみたいで、まあこういっちゃなんだけど、妹もまだ小さいし、おれも料理なんかできるもんだからあてにされちゃっているっていうか」

中学三年となり、相変わらず登校の困難な状態が続いているが、家では三歳の妹の面倒を見たり、家事も手伝い、ひきつづき週に一度バスで父親のもとへサッカーに通い、そのときに多少の勉強も教えてもらっているようだった。数学と理科が得意で、不登校ながら成績も上昇している様子で、高校進学を楽しみにするまでに回復していた。

「実はねえ、先生」

そんな三年の夏休み、母親からこんな相談を受ける。

「あの子、本当は私の連れ児で、父親の実の子ではないんですよ」

「……え？」

母によれば、前の夫とは彼が生まれてすぐに別れており、彼が二歳のときに、いまの旦那さんと再婚したのだという。とてもよい夫で彼を我が子のように大切に接してくれたのだが、震災後、彼が単身赴任となってからは、夫婦間のすれ違いも少なからずあるのだという。

「彼は……そのことを知っているのですか。自分が父親の実子でないということを」

おそるおそる問いかけてみる。

「……いえ。まだちゃんと話したことはありません。中学生になったら伝えようと、夫と話していたところですが、ちょうど入学の年に震災になってしまって、家族は離れ離れになってしまって」

「……なるほど」

それほど珍しい話ではないが、どのタイミングで彼に伝えるかは重要である。来春には高校入試も控えており、いまはそのことに専念させてあげたいというのも親心だろう。でも彼が父の住む福島市のT高に行くか、母と暮らすいわき市のサテライト高に行くか迷っているのも事実である。彼が悔いなく自身の人生を進んでゆくために、生い立ちに関する情報をきちんと伝えた方がよいのではないか。

「確かにいまはまだ不登校の状態ですが、精神的にはかなり落ち着いてきていますし、旦那さんとよくご相談のうえ、判断されてください」

「母ちゃん、先生にも相談したんだって。ったく恥ずかしいよ。いい歳して。何となくそんな感じもしてたし、分かってましたよ。実際のところ。だって父ちゃん、おれよりサッカー下手だもん。キーパーなんかおれだったら絶対やらないし、性格も顔も似てないから、分かりますよ。それくらい。おれはやっぱ、フォワードしかできないし、顔だってたぶんおれの方がイケてるんじゃないかな。まあ頭では負けるかもしれないけどね」

お盆も過ぎ、秋に入り、冗談めかして話す彼の姿に、成長と、同時にある種の痛々しさを感じないわけではないが、彼の顔つきは、急にぐっと大人びてきていた。「人を憂えると書いて優しさと呼ぶ。憂いを帯び、人は優しさを身に着けてゆくのだ」と書き記したのは、確か太宰治だったか(注)。彼の両親が震災後、あまりうまくいっていないという話を聞くと、もしかすると彼は両親の間を取り持つために、福島市に住む父のもとへ通っていたのではないかとさえ思えてくる。子どもが無意識に両親のあいだを取り持つことは、世の常である。社会的にも経済的にも無力な子供が、選ぶ道はそれしかないこともある。あるいは彼は父が実の親でないことをどこかでうっすらと感じていながら、あえて週に一度父のもとに通っていたのかもしれない。憂いを含んだ彼のうつむく横顔を見ていると、そんなふうにも思えてくる。こうして人は、自らに課された運命を受け容れ、大人になってゆくのだから。

冬の受験のシーズンも、学校は行けずとも塾に通うことによって乗り切り、彼は結局いわき市内に仮設校舎のある地元サテライト高を受験、見事合格し、春から通うことになった。母親は、自分に気を遣って近くの高校を選んだのでは、と心配しながらも、やはり嬉しさは隠せない様子だ。サッカー部は、全国大会を目指す福島市の本校と比べれば人数も少なく、試合もできるかできないかのレベルだというが、彼の入学への意欲は揺るぎのないものとなっていた。

「二人だけなんですけど、小学校のときいっしょにサッカーしてた友達も、同じ高校に来るみたいです。楽しみっちゃあ、楽しみですかね。みんな（震災で）いろいろあったみたいだけど」

原子力発電所周囲に住んでいた子供たちの多くは、急の避難を強いられ、それぞれの避難先で学生生活を送り、幾つかの学校を転々としたのち、仮設住宅や、借り上げのアパートか戸建てに入る場合がほとんどで、彼のようにその過程で不登校となるケースも少なくなかった。私のクリニックだけでも両手に余るほどである。原発事故後の県内の小中学校における不登校者数の増加については先にも述べた。また長年住み慣れた自宅、あるいは新築したばかりの住居を追われ、生活の基盤を失うことは、彼らの両親たちにも多大な負担を強いることになる。夫だけの単身赴任を余儀なくされたり、職を失うなどして、生活の変化が家族関係に影響することも大きく、よくも悪くも、それぞれがそれぞれの方向に進まざるを得ないのが現状である。

もちろんこうした災害により、より関係を深め合うことのできた家族もあろうが、仕事柄もあり、その反対のケースに出会うことが多かった。それぞれがそれぞれの極限状態を経験するとき、ときには激しい本音のぶつかり合いが生まれ、夫婦や、実父母、義父母、兄妹、親子……家族がひとつでいることは難しい場合もあろう。それはそれでどうにもならないものかもしれない。それぞれがそれぞれの道を選んで、生きてゆくしかないのが現状である。放射線に追われ、兄妹や、妻や夫の実家に避難して、助け合うどころか、より険悪な関係に陥ってしまったという話は、よく耳にする。そんなものであるのかもしれない。きれいごとで済むはずはない。そんな極限の出来事が実際に起こってしまったのだから。「絆」だのなんだの喧伝されても、ときに素直に受け取ることができず、むしろいらいらしてくるのは当たり前のことだ。

「先生。無事合格できました。昔の友達もやっぱりいっしょでした。学校もバスで通えますし、いままでありがとうございました」

その後の彼は、予定通りサッカー部に所属し、先輩ともうまくいっているようで、好きになった女の子の話をしたり、ロボットコンテストを目指す科学部にも顔を出したり、ごく普通の高校生活を送るに至った。避難により一時的に不登校に陥った子供たちの多くは、時期がくればこうして次の道を見つけられる場合がほとんどであるが、高校に入ってからも対人不安や緊張がぬぐえず、また登校した際に、新たないじめや差別が生じたりして、再度登校が難しくなり、自宅学習を余儀なくされてしまうケースもままあった。ときには被災時の津波の映像をフラッシュバックとしてひきずっていたり、持続する手洗いなどの強迫症状に苦しむ場合も少なくなかった。ただこれらの症状の発現には明らかに個人差があり、例えばこの章の彼も同じように小学校卒業前にS小で津波を目撃しているのだが、こうした精神症状の出現はなかった。その後の家族関係を含め、安心できる環境に置かれることが重要なのは言うまでもないが、必ずしもそれが症状を防ぐ十分な条件とはなりえない場合もあり難しい。

高校一年も終えようとする二〇一五年春、彼がひさしぶりに来院し、日々の生活を語るのだが、どこか表情が硬く、いつもと違う感じのときがあった。Ｊヴィレッジの再開予定時期が二〇一九年から一年前の夏に前倒しになるらしいという話や、ロボット振興政策として福島県浜通りにロボット産業の拠点ができる見通しについてなど、明るい話題を振ってみても乗ってこない。気になって母親に問えば、旦那さんとは近々正式に離婚することになったのだという。それを本人にも伝えたのだと。夫婦の間にどんな感情があるのかについては彼女も多くを語ることはなく、それ以上詮索しようもなかった。彼が高校へ入学して以来、夫婦の間を繋ぐように、継父のもとへ彼が通うことも途絶えていた。彼はそれを済まなく思っているのだろうか。一時期父親と住む話も出ていたくらいだったから。

うつむく少年は、静かに葛藤し、新たな困難を乗り越えようとしているのかもしれない。

「いろいろ、あったんだね」

「……」

「お母さんも、大変だったのかな」

彼の横顔に、返事を待つ。

「苦労している分、よい顔になってきたな」不意にそんな言葉が口をついた。

彼は首を振る。私は問う。

「よいお父さんだったみたいだね」

しばらく間があった後、彼は頷く。

「小さいときからおれのこと、本当の子供のように、山や海、あっちこっちどこかは絶対、休みのたびに連れて行ってくれた。サッカーを教えてくれたのも、親父だしね。Ｊヴィレッジに日本代表が合宿してるときも何度か行ったし、自分が四歳のときワールドカップがあったみたいなんだけど、アルゼンチンのキーパーに肩車されている写真もあるくらいなんだ」

私も頷く。彼が四歳なら記憶しているはずである。アルゼンチンのキーパーよりも、この継父の優しさを。

「震災後も、会社があっちに移ってから、ずっと仕送りしてくれていたみたいだし、おれたちが埼玉に避難したときも、週末は高速飛ばして来てくれた。おれがこっちで不登校になったときも、福島市でいっしょにサッカーやろうって誘ってくれて。迷惑だとは思ったんだけど、そう言ってくれてうれしかった」

「そうだったのか」

「これ以上親父に迷惑かけたくなくて、苦しかったのはあったかもしれない。親父があんなに頑張って会社で働いているのに、おれ何やってるんだろうなって思うと余計つらくなっちゃって。学校に行けないことが、本当につらくて、悔しくて、どうしてよいか分からなくて」

「……」

「おれが不登校にさえならなけりゃ、父ちゃんと母ちゃんが別れることもなかったんじゃないかって。でもそう思うと余計つらくて。耐えられなくて。いや全部原発事故のせいだ。あの事故さえなけりゃ、家族がバラバラになることもなかったんだって。そう自分をなぐさめようとしても駄目で、どこにも出られなくなって。誰とも会えなくなっちゃって」

「……」

「まあ、いまは行けるようになったから、そんなこと言えるっていうのもあるんだけどね」

彼は目を上げ、少しだけ笑った。

「〇〇君」

「……はい」

「もし両親が離婚することになったとしても、お継父さんはお父さんだし、お母さんはお母さんで、そのままだからね。その関係は変わらないんだ。君にとって、ご両親とも大切なお父さん、お母さんであることはこれからもずっと、変わることはないんだ。でもだからといって君が両親の仲を取り持つ必要があるわけではない。そんな重圧を背負わなくていい。君はこれからもいままでと同じように、ご両親それぞれを大切にして、君自身の道を進んでゆけばいい。そう思うよ。私は。そう思う。だから安心して。もし離婚になったとしても、お父さんはいつまでもお父さん。お母さんはいつまでもお母さん。それだけは変わりようがないんだから」

静かな表情で、彼は頷いてくれた。憂いが人を成長させる。そうして少年は青年となり、これからを自分のちからで、生きてゆくのだ。

「まあ、顔はやっぱり君のほうがイケてるし、性格も似ていないって言ってたけど、血が繋がっていようがいまいが、親子は親子だ。それだけの時間をいっしょに、過ごしてきたんだから」

「……そうですね」彼は頷く。「キーパーとフォワードで、まるっきり性格は正反対。でもそれがよかったのかもしれない。だから仲良くなれたのかもしれないですね。おれと親父とは」

そう言って彼は、穏やかに笑った。

本当に、よい顔になってきた。

（注）正確には、太宰治が昭和二十一年、フランス文学者の河盛好蔵氏に送った書簡に以下のような記述がある。「人を憂へる。ひとの寂しさ侘しさ、つらさに敏感な事、これが優しさであり、また人間として一番優れてゐる事ぢゃないかしら」

第八章　フクシマの現在

二〇一五年三月一日、震災前から計画のあった高速道路、常磐自動車道が全線開通された。福島第一原子力発電所の事故を受け、建設が遅れていた自動車道だが、この日最後に残されていた常磐富岡ICから浪江ICまでの一四・三キロが完成し、首都圏から東北は仙台までの海沿いの地域が、ひとつに結ばれることになった。工事は震災後の再開以降、急ピッチで進められ、当初掲げられていたGWの開通を前倒しする形で終了した。高線量にもかかわらず、除染がなされ、作業員たちの尽力の賜物と言われている。物流や、観光の伸展に寄与、貢献するであろうことは言うまでもなく、これに加え、各地でうず高く放置されている除染廃棄物を原子力発電所近くに定めた中間貯蔵施設に搬入するためのルートとしても期待される。

福島第一原子力発電所事故による帰還困難区域を通る箇所には、モニタリングポストが設置され、三月三日、私が通行した際には〇・一九〜五・〇マイクロシーベルトと空間線量が表示されていた。道路の両側をアスファルトで盛るように固めることにより、除染に加え、極力放射線を遮蔽する工夫がなされているという。甲斐あって同じ地点の線量は、二年前の数分の一程度に抑えられている。人間が、自らの過ちで放出してしまった放射線を、鎮め、克服しようとする努力の賜物である、とも言えるが、いまひとつすっきりしないのはどうしてだろう。最後の章では、震災から四年半を経た、二〇一五年四月から九月現在のフクシマの現況と、これまでの経緯から、浮かび上がるもの、回復できるもの、回復途上のもの、さらには決して回復できないものについて、見てゆければと思う。

四月十二日、いつものルートでいわき市街地から国道6号線を北上してゆく。震災後しばらくのあいだは遠慮もあり、避難を強いられた土地を訪れることはなかった。しがしながら診察室でこの地域の方々の、苦しまれている現実を繰り返し耳にするたび、この目で見て、現況を確かめたい気持ちはあった。部外者が土足で足を踏み入れるような気遅れもあり、震災後二年間は躊躇《ためら》っていたのだが、二〇一三年四月、クリニックに来てくれた若手臨床心理士が避難区域である富岡町の出身であることも手伝い、彼に付き添ってもらうなどして、以降何度か訪れることができた。沖縄からの来訪者や、東京から視察を希望する知人が来たときに、車で案内をする程度ではあったが。

いつものように6号線を北上する。いわき駅から十五分も進めば、右手には子供のころから愛した四倉の海が広がってくる。砂浜では蛤《はまぐり》が採れ、岩場にはウニや鮑《あわび》が敷き詰められた豊かな海だ。特に四倉海水浴場は、肌理の細かな砂浜が広大過ぎて、幼い頃、海に辿り着くまでに足の裏が焼けるように熱く、いつも飛ぶように水際まで駆けたことを思い出す。駆けても駆けてもなかなか海まで辿り着けない。子供の足では。

この四倉海水浴場は二〇一三年七月、前年に再開した勿来《なこそ》海水浴場に続きいわき市内で二番目となる震災後の海開きが行われ、私も真っ先に泳ぎに出かけた。変わらず砂浜は焼けるように熱いのだが、真夏でも足を浸しただけでもう無理と足を引くほど水は冷たいのが東北の海。まあがんばって少しずつ入り、次から次へ寄せる波を押し分けるように進みつつ、胸の辺りにちょっとずつ海水をかけて水温に慣らすわけだが、一度冷たさに打ち克ち、入ってしまえば最高の海だ。遠浅で子供たちにも安心だし、波に乗るようにして泳げばこの冷たさこそが芯から心地よいのだと思い知る。二〇一五年の夏の人出は四倉、勿来両海岸あわせて五万八九四四人を数え、昨年の二倍以上、震災後最多となったが、震災前は両海水浴場だけで三十万人弱、いわき市全体では八十万人の人出があったことを思えば、まだまだ賑わいを見せているとは言い難い。が津波により甚大な被害のあった豊間、薄磯海水浴場がいまだに閉鎖されていることを思えば、第一歩以上は踏み出せているのかもしれない。津波に流された道の駅も、海沿いに建つ健康センターも復旧し、営業を再開している。隣接する港でも試験操業が開始され、手入れされた漁船の数も少なからず目に入る。「太平洋銀行」と称され、かつて二百種以上の魚介類が水揚げされた豊かな海を思えば、対象となる魚種は六十四種（平成二十七年九月現在）とまだ少なく、近海魚の安全性を見極めつつの段階だが、確実に魚種は増えている。先日も小名浜港でコウナゴが初水揚げされたとのニュースを見かけた。七月には待望のムラサキウニの試験操業が開始され、被災地平薄磯地区でも、五年ぶりに十一キロのウニが水揚げされた。いずれも大ぶりで実入りもよいと。浜ではほっかむりの女たちが舟を待ち、北寄貝《ほっきがい》の殻に敷き詰め、熱した石で蒸し焼きにする。「貝焼き」はいわきの夏の風物詩なのだが、震災後ようやく地元産の封印が解かれ、初競りは一個五七五〇円の御祝儀相場に沸いたという。

二月には汚染された雨水が外洋に流出していることを把握しながら公表しなかった問題で、「なぜ黙っていたのか」「漁業者を甘く見るな」と失意の一悶着が漁業組合と電力会社との間にあったわけだが、これを機に問題のK排水路を含めた放射線関係の全てのデータがホームページで公開されることになった。さらには長年苦労を重ねた凍土遮水壁の建設も進み、十月末には完成予定とされる海側遮水壁がまずは機能を開始すれば、汚染水問題は大きく前進するに違いない。

水揚げ高という視点で見れば、二〇一三年の時点ではまだ遠洋を中心に震災前の九％の漁獲量に留まっていたが、こちらも少しずつ回復に向かっている。いわきの「市の魚」に選定されているメヒカリ（アオメエソ）においても、今年に入り「いわき産」の表示が市場で散見されるようになった。二〇一五年二月には試験操業により捕獲された魚介類のうち、基準値を超える検体が震災後初めてゼロを記録。原発事故後「常磐物」が完全に途絶え、居酒屋でもすべて県外産と安全表示されていた悲しみを思えば、着実な回復ということができる。

このあいだ飲み屋で意気投合した年配の漁師さんは、

「これまで船出すったって、瓦礫撤去ばっかりだろ。やんなってたんだ。いい加減。いまはまだ試験操業だけんど、魚揚げんのはサイコーよ。漁はいいぞ。やっぱり漁は」

「魚は増えてるみたいですね。実際のところ」

自分も海が大好きなので、調子に乗って漁師さんに話をふる。

「カナガシラなんて、数は八百倍に増えているっていうじゃないですか。塩屋崎沖では」

新聞からの読みかじりだが、実際いわき沖一〇〇～一七五メートルの深度で確認されたという情報である。

彼はぐっと一息、おちょこを煽り、

「ばか、お前、単に多けりゃいいわけでもねえ。値段は下がっちまうからな。それに獲らなきゃ増えんのは当たり前だろう」

「まあ、そうですね……」

しばらく演歌が静かに流れた。

「んだけど、ほんどげ、八百倍げ、実際のところ。んだったらやっぱうれしいわな。まあ、あんちゃん、今日は飲もう」

よかった。よかった。カナガシラもよかったけど、おじさんも怒ってなくてよかった。ほっとして注がれた燗酒を頂く。カナガシラは、煮ても焼いてもうまい白身魚だ。もちろん新鮮なら刺身でもいける。いわき産、常磐物を頂ける日が待ち遠しい。

ところどころ山肌に桜が灯るトンネルを潜り、6号線を北上する。左右にはいわき市内の他の海岸の諸地域と同じく、津波の被害により建物の基礎だけが剥き出しにされた家々も散見される。ここいわき市最北部に位置する久ノ浜の集落は、津波により大きな被害を受けたわけだが、沿岸部は少しずつ整備され、訪れるたびに家々の基礎の撤去も進み、高台への造成工事や、戸建ての建築、災害公営住宅の建設が進められていた。二〇一五年二月には最初の入居もはじまっており、東向きのベランダにはすでに布団も干されてあった。市では二〇一七年度までに全ての災害公営住宅を整備すると、先頃発表したばかりである。新たなコミュニティが確立されてゆけるのかどうか、これは津波の被害を受けたいわきの他の諸地域をはじめ、東北の太平洋沿岸に共通のテーマであるのだろう。

さらに北へ進めばいわき市を出て、双葉郡広野町に入る。福島第一原子力発電所から半径二〇〜三〇キロの間に位置するこの町は、震災後全ての住民が避難の憂き目に遭ったが、いち早く（二〇一一年九月）避難指示が解除され、現在（二〇一五年九月）では五五〇〇人ほどの人口のうち、二二八一人が戻っている。加えて原子力発電所に従事する一日およそ七から八千人ともいわれる方々の多くが、この広野町のホテルや仮設住居に住んでいることから、実際の人口は震災前の五五〇〇人を上回っているとのことである。なるほどモーテルを改造した作業員向けのホテルや、プレハブの社宅が散見される。この辺りで毎朝毎夕、平日は渋滞が発生するというのも頷ける話だ。冬場となればまだ日の明けきらない時間帯から、赤いブレーキランプの列が延々と街外れまで続くのだという。広野の作業員に加え、広野に住めない作業員たちが、いわきからこの6号線を北上し原発へと向かうからだ。こうした渋滞や、ごみの問題、作業員が怖くて帰還を躊躇《ためら》う住人がいる、といった否定的な話題もあるが、町長はじめ町民挙げて、協力、共存を呼びかけ合い、説明会や、交流イベントを行うなど、できることから融和を実践しているのが現状と聞く。

さらには新たな雇用創出に沸く、若い世代もあるのが事実だ。何せ福島県浜通り地方の有効求人倍率は東京都を上回り、全国一位の水準であり（二〇一五年一月）、単に復興需要に終わらせないための、新たな企業誘致や、ロボット産業、再生可能エネルギーの実践への試みなどが、次々となされようとしている。風力発電、太陽光発電所はいわき市を含む周辺市町村のところどころで建設が始まり、エリエールプロダクトなど工場の新設もいくつか決定している。そして東京電力福島第一原子力発電所の廃炉へ向けた取り組みや、「ふくしまロボットバレー」と称されるロボット産業の集積を含めた国際的な研究拠点を、福島県浜通り地方に創出せんとする、福島国際研究産業都市構想、いわゆる「イノベーションコースト構想」がその柱となる。特にロボット産業はこれからの十年間で三倍の市場規模が見込まれており、農作業や医療への応用も期待され、二十年後には十兆円の市場になるとさえ言われている。市内にある福島高専でも、福島大学、会津大学、東京工業大学らとタッグを組み、廃炉作業に当たるロボットの技術開発に向けた共同研究に着手するとのことだ。高い放射線量のため人が作業できない原子炉内で、溶け落ちた水中の核燃料を取り出す遠隔水中活動機器の製作を目指すという。若い世代が戻らなければ未来が見えてこない現状を考えると、たとえ廃炉という一見ネガティヴな目標にせよ、産業の進展は欠かせない。廃炉への前線基地である広野町やいわき市は、遠隔技術開発センターの建設が進む楢葉《ならは》町とともに、今後数十年に渡り、こうした新技術開発の起爆装置的な役割を担うと言えよう。

そしてやがて二〇四五年までには、福島県内の全エネルギーを再生可能なものとする計画もあるのだと聞く。国は二〇三〇年における原子力発電所への依存度を二〇%超と見積もっており、再生可能なエネルギーも同程度にとどまると見込んでいるが、少しでも福島の意地を見せたいものだ。実現可能、持続可能な農業あるいは林業における、息の長い取り組みも期待される。例えば百年後の未来へ向けた、「ひろのオリーブ村」の活動などにも注目したい。いわきにも未来の子どもたちへ美しい桜の里山を残そうとする、「万本桜プロジェクト」がある。これまでは首都圏への電源あるいは食糧供給県に位置づけられた福島の新たなスタートとして、地方と中央の問題はそうたやすく打破できるものではないだろうが、何とか先々を見据えてほしい。確かに原発事故により過疎化の問題は急激に進み、子育て世代が帰れない現状を踏まえれば、町や村の存続さえ危ぶまれる声を無視することはできない。これまでは公共事業やエネルギー政策を介し、国に従属する形でしか経済発展を見込めなかったという深刻な問題も浮き彫りになった。地方の悲しみと苦しみである。フクシマの問題は決して福島だけの問題ではない。地方の抱える高度成長期以降の宿命、当たり前の課題が顕著に露見されたと言ってよい。が小さな問題から、喫緊の問題、長期的、地球規模の問題に至るまで、フクシマだからこそ象徴として、発信、実践してゆけるものもあるのではないか。この小さな、かつてない前線基地、広野町の活気にそんなことを期待したい。

二〇一四年十月には災害公営住宅も整備され、今後はさらに造成し、双葉郡の他の市町村の住民も受け入れるという。帰還困難区域に住む、広野町以北の人たちとの共生も、広野町は目指している。二〇一五年春には、著名人十七名が「ふくしま教育復興応援団」を務めることでも話題になった、「ふたば未来学園高等学校」が開校し、三月十六日には一期生一五二人の合格も発表された。およそ百名が地元双葉郡出身の生徒と聞く。四月八日の入学式では谷川俊太郎氏作詞の校歌も披露された。小学校五年で被災し、散り散りに中学生活を過ごした世代である。「ふるさと創造学」といった新しいプログラムへの期待もさることながら、何より多感な時期に苦労した記憶を糧に、マイナスを掛け合わせればプラスに転ずるといった逆転の発想で、将来を切り拓くよろこびを実感できれば最高だろう。

近くには今年度中に大手ショッピンググループの進出も決まり、街の北部に位置するサッカー施設Jヴィレッジも、再び日本代表チームの合宿を催行できるよう、二〇一九年から一年前倒しでの再開を目指すそうだ。原発前線基地から、住む人々で賑わう街へ。「東北に春を告げる町」というキャッチコピーの広野町が、まさに未来への試金石となる。

広野町を過ぎ、原発から二〇キロ圏内に位置する楢葉町《ならは》へ入る。ここからは避難指示解除準備区域あるいは居住制限区域となり、日中の人の出入りは可能だが、自宅といえど、夜間住民が泊まることさえ許されていない（二〇一五年九月五日、楢葉町の避難指示は解除され、これ以降は住民の宿泊も可能となった)。およそ七五〇〇人の住民がいまも県内外に避難している。ちょうど広野町と楢葉町の間に、震災後ずっと作業員たちの駐車場となっているJヴィレッジがあり、サッカー場は連日二千台の車で埋め尽くされる。よってここまでは車の列が長く続くが、ここから先は交通量も幾らか少なめになる。とはいえ二〇一四年九月に国道6号線が全線開通し、今年三月一日には常磐自動車道も開通したから、東京と仙台を繋ぐ物資輸送の動脈となり、ダンプカーや大型車両が頻繁に通る。加えて三月十三日からは中間貯蔵施設への除染廃棄物の搬入も開始されており、これによる交通事故の増加も懸念されるが先に進まなければ何もはじまらないのが現実であろう。

国道から左右を見ても、再開された高速道路から楢葉町を見下ろしてみても、豊かだったはずの田畑のいたるところに、フレコンバッグと呼ばれる黒い袋が散見されるのは一年前と変わらない。仮置き場と称され、積み上げ、捨て置かれるのは、居住できない区域の象徴のようだ。ただこの三月に訪れると、黒い袋の多くが緑色の保護シートのようなもので覆われ、幾分見苦しさは軽減したように感じられた。緑色は視覚的には自然に近いからなのだろうか。田畑の仮置き場の広範囲が緑色のシートに包まれている。この土地で生きた人々にとってはそれでさえ受け容れ難く、耐え難い光景であるのに違いはないだろうが。

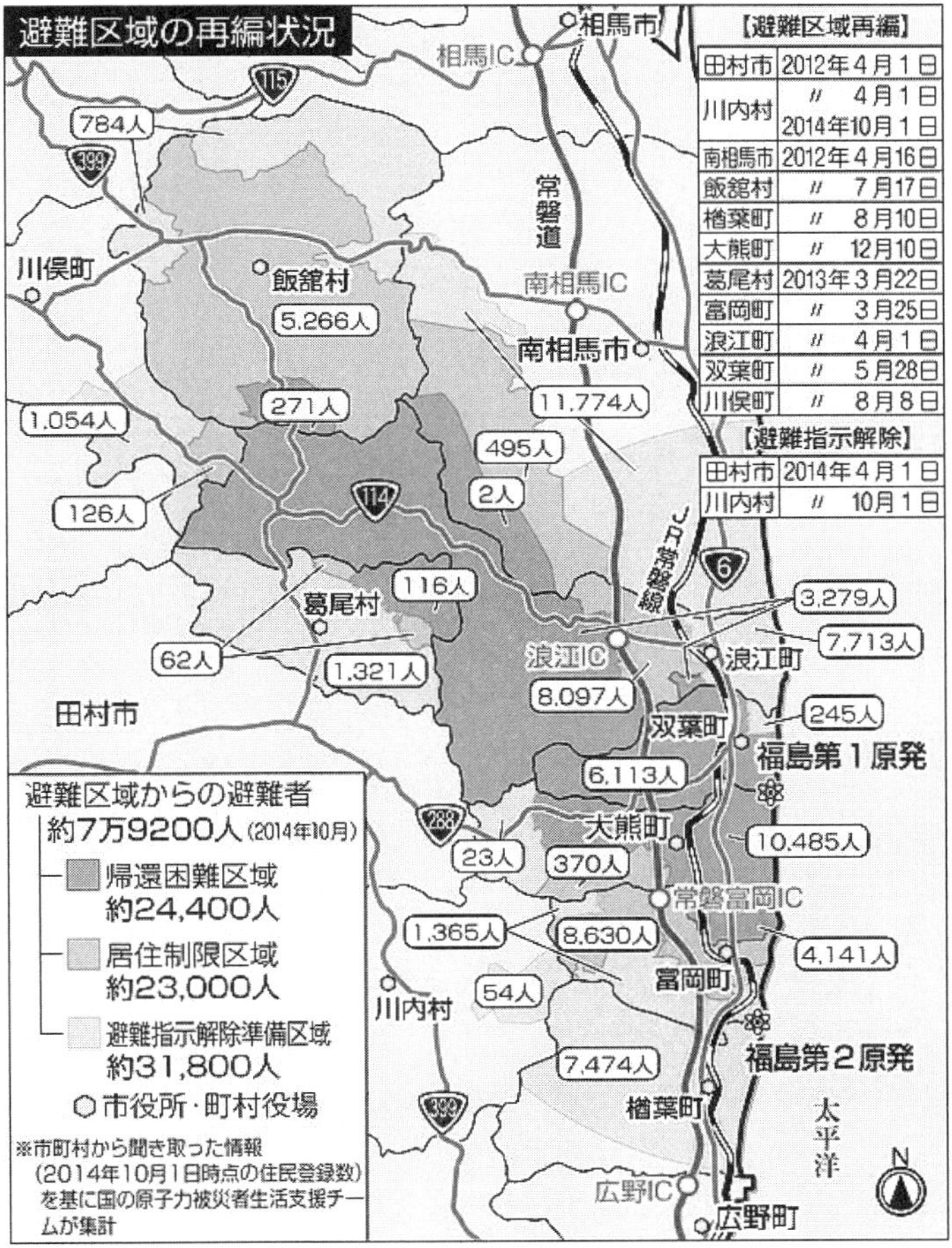

「帰還困難」「居住制限」「避難指示解除準備」区域

(2014 年 10 月 1 日現在；以降 2015 年 9 月 5 日に楢葉町全域の避難指示は解除された)

しかしながらこのバッグが集積しているということは、それだけ除染が進んでいるということでもある。この楢葉地区では全ての生活圏の除染が終了しており、ついにこの九月五日に避難指示が解除された。がインフラの整備も途上であり、帰還に不安を抱える方々も多く、実際に帰還し、宿泊を開始された住民は一割にも満たないと聞く。それでもこの地域に自宅を持ち、もう四年半も住むことになってしまった仮設住宅から週末には必ず帰り、住宅や庭の手入れを怠らない方々を数多く知っていることもあり、何とか少しでもよい形での帰還が実現されてゆくことを願う。

そのなかで二〇一六年二月をめどに、「県立大野病院付属ふたば復興診療所」が開設されることは朗報である。内科医一人が常駐するほか、週三回は非常勤の整形外科医が診療を行う計画という。帰還に向けた生活環境が整い、除染や原発作業員の事故への対処も可能となろう。とはいえ生活水である木戸ダムの放射線の問題など、不安は多い。ダムの底の泥から放射性セシウムが一キログラムあたりで最大一万五千ベクレル検出されたとの報道があったからだ。ダムの水面近くの水を使用しているから、実際に用いる水道水の安全は確保されており、セシウムの検出はないというが、科学的な安全と、人が実感する安心の間には、乖離があって仕方がない。治安なども含め、人がこころから、土と暮らす身体的な安心、一体感をどう取り戻してゆけるのか。多くの方が、飲料水と当面の食料を持参しての帰宅となるが、まずは実際に暮らされる方の声を聴き、段階的な帰還に備える方針だ。

「住んでる人は、もう住んでんだ」

なかには国の避難指示解除を待たずして居住されていた方もあるという。いずれにせよ数は少ないにせよ先に立って帰還される方がいることにより、汚染土壌仮置き場との共存を強いられている楢葉地区にも夜の灯りがともり、第一歩が踏み出されていることに違いはない。

途中車を停め、この楢葉地区に目立つブルーの看板を掲げる豚丼店に立ち寄る。元々はここから北に数キロほどの富岡町に店舗を構える老舗《しにせ》うなぎ屋さんが、震災後に一度廃業を強いられ、移転オープンさせたお店である。一四〇年前の創業以来、代々引き継がれたうなぎのタレを利用した豚丼の噂はかねがね現場作業員たちから耳にしており、食べてみるとそれはうまい。さすが元うなぎ店、タレの按配《あんばい》と焼き加減が絶品である。並、中、大とあり欲張って中を頂いたが、肉がこれでもかと敷き詰められ、食べるのにようやくだった。作業員の胃袋を満たし、活力の源となるこのうなぎ店の転身に、新たな可能性を見た気がした。

「マジ、うまいっすね」二十代後半、富岡生まれの心理士の彼は、さすが元野球部というだけあって、ぺろりと「中」を平らげた。かつて地元にあったこの店の鰻を食べたこともあるとのことで、味も懐かしい感じがすると。

楢葉には、原発に一番近い商店街とされる「ここなら商店街」も二〇一四年七月にオープンし、昭和四十六年の創業以来、地元竜田駅前で暖簾《のれん》を守って来られた老舗食堂もこの仮設商店街に入っている。ここのニラレバ定食も絶品としょっちゅう評判を聞く（後に頂いたがレバーもニラも新鮮そのもので実にうまかった）。仮設プレハブの壁には桜並木や、郷土の山河、木戸川の鮭の勇姿が手描きのアクリル絵の具で描かれ、これに加え、小学生たちの寄せ書きが目を引いた。妖怪ウオッチや、アンパンマン。作業員だけでなく、一時帰宅した町民の胃袋はもちろん胸をもいっぱいにしているとの噂は本当のようだ。決して損なわれないもののひとつに記憶があり、味覚はその最たるものなのかもしれない。

楢葉を過ぎれば富岡町だ。途中、再稼働の可能性を完全には否定されていない2F（福島第二原子力発電所）を過ぎる。当院で臨床をともにする心理士の実家を初めて訪れたのは、二〇一四年四月。彼の生まれ育った場所は、ちょうど避難指示解除準備区域と居住制限区域の境目のところで、向かいの家はもう居住制限区域なのだという。白木蓮《はくもくれん》の美しい庭は、丁

警戒区域などの再編で設定される区域

区域名（年間放射線量）	概　要
帰還困難区域（50ミリ・シーベルト以上）	５年経過しても、生活が可能とされる年間20ミリ・シーベルトを下回らない地域。国が不動産の買い上げを検討
居住制限区域（20～50ミリ・シーベルト未満）	年間20ミリ・シーベルトを下回るのに数年かかるとみられる地域。一次帰宅は可。除染で線量が下がれば帰還可能
避難指示解除準備区域（20ミリ・シーベルト未満）	早期帰還に向けた除染、都市基盤復旧、雇用対策などを早急に行い、生活環境が整えば、順次解除される

寧に手入れされ、彼のご両親もやはり帰還を諦めておらず、県央の郡山市から帰還困難区域を迂回するため、いわきを回り数時間をかけてこの場所に戻り、植木と自宅の整備をしているのだと（二〇一五年三月以降は帰還困難区域内の一部、国道２８８号線が開通し、郡山から最短距離で来ることができるようになった）。

　富岡町はこれまでの地域と違い、帰還困難区域を抱え、除染も現在進行中だ。この四月に訪れると、彼の実家は除染がまだ行われておらず、隣の家は除染完了のコーンが玄関に置かれてあった。線量は彼の実家庭では一マイクロシーベルトを超える数値だが、除染後のお宅は〇・四マイクロシーベルトと低く、除染の効果は明らかである。途中、数人の作業着姿の除染部隊とすれ違う。年齢を召した方もいれば、若い人もいる。一グループが手分けして庭の土をはぎ、砂利を敷き詰める。赤いリボンは庭に残したい意志を示す印とのことで、それ以外の庭木を引き抜き、落ち葉を浚《さら》い、黒いフレコンバッグに詰める。動かせない大きな石は、手作業で磨く。家屋には足場を組み、屋根の瓦の放射線を拭う。素人目にもかなりの重労働であり、事故が多いのも頷ける。中には女性もいたりする。こうして一軒一軒、あらゆる世帯を除染してゆく。気の遠くなるほどに地道な努力がそこにはあった。

道はやがて帰還困難区域に至る。帰還困難区域とはいまだに線量が高く、居住されている人以外は侵入が許されないエリアのことだ。国道6号線を通過する以外、あらゆる道路および店舗や住宅、敷地という敷地の入り口が全てフェンスで封鎖され、要所には複数の警官が立つ。どうしたって緊張感を強いられる。二〇一四年の四月に続き、再び臨床心理士とともに、帰還困難区域手前に花開く、桜並木を訪れた。ちょうどJR夜ノ森駅前のさくらは地元ならずとも浜通りでは名高く、震災前、私も何度か訪れたことがあった。

当たり前だが桜は桜のままに、そのままにある。一年前と、変わりはない。ときおり車が低速で進み来ては、警官が立つバリケードのところでUターンし、桜のトンネルを戻りゆく。

やはり地元の人たちなのだろうか。ところどころで車を降りては枝振りを仰ぎ、再び静かに車へ戻る。何台もの車が同じ所作を繰り返していた。モニタリングポストは三・〇マイクロシーベルト。残念だが低いとは言えない数値だ。今年（二〇一五年）は桜のシーズンに向け、並木の除染が施されたというが、二・二キロの並木のうち、駅側一・五キロの部分は帰還困難区域であるため立ち入りできず、Uターンするしかない。これも昨年と同じである。

ちょうど桜並木入り口に位置する、心理士の母校でもある富岡第二小学校には、震災後何度かともに立ち寄っていた。いつ来ても教室内は一四時四六分のままに、静止している。まるで生きたまま凍結を強いられた獣のように。「2の1」と札のあるクラス。おそらくは放課後間近の時間らしい。筆箱が開かれたまま机の上に置かれ、ランドセルが横のフックに掛けられている。体育帽子も、書道用具も、縄跳びも、教室の後ろに張られた絵の数々も、そのままである。校庭の草は伸び切り、フレコンバッグや足場となる建築資材が積まれ、軽トラックの出入りもあって、外部は除染の準備で賑やかなのだが、教室内はしんとしている。空気も何もかもがあの日のままに、缶詰されてあるようだった。

「四年経つんだから、この子たちももう、中学生なんですよね」

「そう……なるわけだ」

それっきり心理士と二人、押し黙ったまま車に戻り、移動した。彼も日々クリニックで診る、被災した子供たちのことを思い浮かべているのかもしれない。

「海、見えたんだ」

富岡の駅に出る。初めてこの地を訪れた一年前に、心理士の彼がそう言ったのを思い出す。彼は高校時代、この駅から毎朝いわき市の高等学校へ通学したというが、現役時代、駅のホームから海を見た記憶がないのだという。が震災後、崩れたホーム越しには確かに海が見えるのだ。聞けば駅から海までの数百メートルは住宅街であったというが、根こそぎ津波に浚われた。駅の傍らの慰霊碑には、千羽鶴やお酒や献花が、いつ来ても欠くことなく供えられている。津波の被害後も立ち入りが許されず、捜索できなかった遺体も多かったと聞く。

二〇一五年四月現在、富岡駅は北側への移転新設が決まり既に撤去されたが、撤去された跡地から海までの土地には夥しい数の黒い袋が積み上げられ、来るたびに増え、今度はフレコンバッグで海が見えない。巨大な建造物も海沿いに見当たり、初めは何だか分からなかったが、これは仮設の焼却施設だと。焼却炉は瞬く間に建ち、この四月には煙突から煙が出ているところを見ると、既に稼働しているようだ。人の身体より大きなフレコンバッグは海側一帯の広大な敷地に、数えるとなんと五段重ねに、クレーンで器用に積み上げられる。ピラミッドの土台、礎石《そせき》のようだ。除染で出た草木や土は機械で砕きチップ状とし、カサも三分の一程度になるというが、それでも富岡町だけでおよそ三〇万トンの汚染廃棄物が出る見通しだという。現在十四万個で二十万個まではこの場所に収容できるらしいが、置き場が不足となるのは自明で、焼却を進める必要があるが、焼却により生じた高濃度の汚染灰を中間貯蔵施設に運ぶ段取りはまだ未定でもある。現にこの地のフレコンバッグは、来るたびに海側の全ての土地を埋め尽くさんばかりに広く、高く、増えている。それだけ除染が進んでいるのも事実だろうが、光景は不条理でいたたまれない。

駅前の建造物、商店街の様子も一年前と寸分違わず、壁が崩れたままにカウンターやテーブルが倒れ、冷蔵庫や調理台、トイレにいたるまでホテルや店舗の中が丸見えに放置されている。沖縄からの友人を案内した際、ひっくり返った車の底の部分に、苔がびっしり生えているのを見つけ時間の経過に驚いたが、そのときの乗用車もそのままの位置に転がってある。それでも諦めるわけにはゆくまい。およそ一万五〇〇〇人が避難するこの富岡町にも、帰りたい、いや帰らなければならない人々は数えきれないほどにいるのだ。第三章にもこれは書いたが、土地とともに、土地を自らの身体として生きる人々である。彼らが根こそぎ失ったものは、この光景を見る限り、戻りようがない。戻れようがない。富岡町は二〇一七年四月の帰還をめざし、役場機能の一部を今年十月にも町の中心地に戻し復興の拠点にするというが、道のりはまだ遠いように感じられる。九月には楢葉町に続き、駅前を中心としたコンパクトタウンの構想が発表された。しかし山林の除染は困難といわれ、農地の除染廃棄物が撤去される目処も立っていない。とはいえ先の見えない不安のなかで、戻れるか、戻れないかという二者択一の葛藤に苦しむことなく、「長期避難、将来帰還」という言葉が最近行政側からも出てきたことは、救いなのかもしれない。特に子育ての世代などは、例えばいわき市内の生活にある程度慣れたなら、そこで仮の暮らし（できれば仮設以外の戸建てなどでの生活）を続け、復旧の状況を見ながら、あるいは子育てが一段落し夫婦二人の暮らしとなった時点で、将来帰還するという手だてもあろう。暮らしの利便さとは違った次元に、土地の持つ身体性、文化や歴史、祭祀に根付く霊性のようなものが確実にある。お墓の問題にしても然り。ある方は倒壊したお墓から両親のお骨を移動する際に、放射線値を測定され、高濃度であったためお骨の持ち込みを断られたと言っていたが、そこまで根こそぎ奪われることは、許されようがない。人が根づくとはおそらくそういうことだ。生も、死も、代々受け継がれた恩恵も怨念も血なまぐさい歴史も生活も魑魅魍魎《ちみもうりょう》も、すべてひっくるめた地域の歴史、個々人の魂のようなものが彼《か》の土地に埋められていて然るべきだ。奪われた土地こそ人にとっては血肉の通った、生まれる前からひっくるめての、彼らの存在そのものなのだ。そうした意味でも第三の選択肢が生まれ、それぞれの現実、条件に合わせた、中庸の選択――土地を見棄てず、歴史を葬らず、将来帰還できるという第三の生き方が保障されることにより、少なからず彼らの精神性が回復し、身体的な同一性が損なわれずに済むことを期待したい。

富岡の国道6号線に戻り、市街地へ入ると、右手に「○○や」、左手に「□□寿司」、といった見覚えのある店舗の看板が並び、どこも閉鎖した飲食店なのだが、馴染み深い名称に驚く。それもそのはず。震災後、いわき駅前に新設された数件の行きつけが、どこもこの富岡で被災した飲食店なのだ。

「小さい頃から、家族でよく食べに行きました」と心理士が話すお寿司屋さんが、居酒屋さんに転身されて、駅前の赤提灯を彩っている。ここの焼き鳥が実にうまい。しかも安い。とても元寿司屋さんとは思えない。「郡山に避難してたとき、(炭焼きの技を)盗んじゃったんだよね～」そんなふうに店長はうそぶく。頼もしい。座敷には夜ノ森の桜のポスターが貼られ、震災の年から長らく世話になっている。長時間の緊張が続く診療の後の、大切な安らぎの場なのである。

すぐ近くのバーの店主も同じく富岡出身の青年で、津波で肉親を亡くしたと聞く。寡黙な青年の働く横顔に、いつも勇気づけられる。いずれにしても震災後に出会えた関係、ありがたみである。いわき駅前白銀町にある「夜明け市場」は、こうして被災した飲食店が軒を並べるストリートだ。古びたスナック街が一転、リニューアルされ、一際明るいネオンが目を引く。橙色のライトの灯る小路を歩けば、どの店でも「夜明けハイボール」という太陽を模した一杯を供してくれる。ありがたい。二〇一五年二月八日に行われた第六回いわきサンシャインマラソンは大盛況のうちに幕を閉じたが、レース参加者の特典で、この夜明けハイボール無料券が配られた。もちろん出陣、真っ先に頂く。震災後四年半を過ぎたいまもいわき駅前の飲み屋街は活況が続き、作業員や、建築会社の人たちを含め、多くの市民や仮住まいの人々で賑わっている。一時期は治安の問題も取り沙汰されたが、狭い路地の隅々にまで灯るネオンサインは同郷のものたちの再会の場であり、社交場である。「いやあ、大きくなっだでねえか」この間も富岡出身の心理士が同級生の父親とカウンターを偶然隣にしていた。はたまた盛り場は関西から沖縄まで日本全国、いわきに入って来られた作業員や警察官たち、見知らぬ者同士が意気投合する場でもある。私もあるときは大阪弁に負けじと声を張り上げ、あるときはウチナーグチ（沖縄弁）で、飲まし飲まされ、つぶしつぶされ。全ては被災されながらもこうしていわきの地で店舗を再開され、汗だくで切り盛りする方々のおかげである。出会えたよろこび、感謝は尽きない。

富岡町を抜け、大熊町に入る。二〇一四年九月十五日まではバリケードで封鎖され、警官にUターンを強いられた、いわゆる帰還困難区域なのだが、さる九月以降、南北に抜けるための国道6号線に限って通行が可能となった。しかしながらいまもなお、歩行者や二輪車の走行は認められず、途中下車も許されない。信号はすべて黄色の点滅となり、左右の量販店や飲食店も、当たり前だがすべて無人で、ところどころ窓ガラスが割れ、建物や家屋の入り口の全ては真新しいガードレールとバリケードフェンスで塞がれている。狭くとも脇道という脇道には警官が配備され、ものものしい。国道以外の場所への侵入は、許されない。断固立ち入り禁止の様相。左右のあらゆる住居や店舗、敷地や空き地、一軒、一軒の全てがバリケードで塞がれた一本道は、通過するだけで息苦しさを感じさせる。

「いやほんと、先生。ようやくです。ウチのが甲斐性なしで苦労しました。実家はどっちも帰還困難だし、職場も学校も無くなっちまうし、どうなっちゃうのかと思いました。仮設ではやかましい、足音なくせって怒鳴られるばっかりで、子供らだって行く場所ねえし、もう首括るしかあんめえって。んでもようやくだけんど、今年になって借り上げに越させてもらい、養護学校も決まり、助かりました。戸建てなら騒いでも迷惑かけねえで済むし、よっく眠れるわ。子供らも上が中学さ上がってからは、ちっとは喧嘩も減りました。まあウチのがいま少し甲斐性あれば、家も新築させせんだけどな。ほんとに」

小学五年生を筆頭に、三人のＡＤＨＤ（注意欠陥多動性障害）の子供たちを抱えるご家族は確か、このバリケードの向こう側に住んでいたはずだ。地元養護学校に通い、庭もあり祖父母の目も届く山の麓《ふもと》の広い自宅で、のびのびと暮らしていた日々を原発事故で追われた。狭い仮設住宅では苦情が相次ぎ、ご両親は先の見えない苦労からノイローゼ気味になっていた。ＡＤＨＤの子供たちはある意味エネルギーの塊《かたまり》だから、とにかくじっとしていられない。落ち着かず、無邪気にそこいらを駆けずり回り、何にでも興味を示し、物を壊したり。私にしても深刻な面接が続く合間に、突如診察室に走り込まれ、背後からスコーンと頭を叩かれたりすると、でも不思議と疲れは吹き飛ぶものだ。立ち上がって止めようとすれば、後ろを取られ、ふざけてカンチョーされたりもする。彼らが生まれ持つ明るさ、生命力に、感謝する瞬間でもあるのだが、ご両親の苦労はいかばかりか。幸い旦那さんも仕事が見つかり、戸建て住宅も見つかり、小康を得たが、こうした障碍を抱えるお子さんたちを持ったご家族の避難はどこもみな容易ではなかっただろう。そして生活の全て、賑やかな子供たちの笑い声の何もかもが消えたバリケードの街は、芯から寒い。

市街地に入ると、全国チェーンのホームセンター、パチンコ店、ファミリーレストランなど広い駐車場の店舗が並び、国道沿いの地方都市におなじみの光景、街並みであるが、そのすべてが無音である。色の消えた街並みのところどころに、桜や白木蓮《はくもくれん》の街路樹が目を休めてくれる。高速道路の開通に伴い、6号線の交通量は減ったというが、確かに車は日曜日ということを差し引いてもかなり少ない。たまにダンプカーとすれ違う程度。街並みを過ぎると右手海側の視野がほどなく開け、荒れた農地の向こう側に巨大な鉄塔が数基、空高く聳え、弓なりに送電線が引かれている。遠く首都圏まで連なる線だ。目を凝らせば低い雑木林の向こうに、白い四角が一つだけ見えた。あの日吹き飛んだはずの建屋の頭だ。何号機なのかは分からない。1F（福島第一原子力発電所）である。ここからちょうど一キロ海側の丘の向こうに、下請け業者の方も含めると、いまもなおおよそ一日に七千人から八千人とも言われる数の作業員たちが、廃炉へ向けての長い道のりを進めている。瓦礫撤去などの作業に加え、地下水が流れ込むことにより、汚染水が毎日生産されてしまうから、三日に一基のペースで汚染水を蓄えるタンクを新たに作り続ける必要があると。汚染を除去する装置もあるが、除去しても海に放出するわけにはいかないから、綺麗になった水も貯めておかなければならないそうだ。作業員の方によれば、構内は増え続けるタンクで埋め尽くされんばかりのようで、地下水の流入を防ぐ遮水壁や凍土壁の建設も、これまで至難を極めていた。それでも最近の発表では、設置工事が再開され、この十月末に海側遮水壁が完成する見込みもあるという。もし完成すれば地下水の海への流出が一日四〇〇トンからわずか十トン程度に抑えられるというからこれは極めて大きな進捗《しんちょく》となろう。さらには4号機の燃料棒が取り出されたり、1号機にロボットが入り中の様子が分かってきたりと、着々と作業が進んでいることも見逃せない。ロボットのデータによれば建屋の内部は、人をおよそ四十分で死に至らしめる超高線量なのだそうではあるが。

1Fを過ぎれば双葉町である。震災時、重症患者四十名を含め、緊急の避難を強いられた双葉厚生病院が右手に見える。左折すれば双葉駅の方面であるが、右折も左折も許されてはいない。大熊町にせよ、双葉町にせよ、1Fに最も近い両町は大部分が帰還困難区域に指定され、帰還の目途は立っていない。さらには両町の6号線から海側の大部分――1Fを取り囲む部分は中間貯蔵施設としての役割を受け容れざるをえないため、居住は難しくなるだろう。この中間貯蔵施設をめぐっては、土地の買収も難航しており、売買契約を結んだ地権者は七人のみ（二〇一五年八月十日現在）。建物や土地の価格算定に齟齬《そご》が著しく、さらには墓地や行方不明者を抱える家族など、身体化した土地を手放せない事情、苦しみもある。加えて登記簿上の地権者約二四〇〇人の半数が所有者不明であるというのだ。

全ては見切り発車であるが、本年三月十三日には汚染瓦礫の貯蔵施設への輸送が開始された。先の見通しが最も立たない両地域だが、それでも大熊町は山際の大川原地区、双葉町は双葉駅から6号を越え海へと向かう貯蔵施設の北側の地区に、比較的線量の低いエリアがあるから、それらの場所を新たな街の中心に据え、全く新しい町の構想を模索している。

二〇一五年三月一日、高速道路の全線開通に伴い通行が許されるようになった大熊町大川原地区にも足を伸ばすと、桜並木の丘のふもとには、「はばたけ新大熊町開幕」の看板が見当たり、「かえろう」と大きな文字が備え付けられてあった。かつては見事な田畑であっただろう広大なエリアは、残念ながらセイダカアワダチソウとススキの枯草で荒れ果てていた。この場所に役場機能や復興公営住宅、集合住宅、医療施設やショッピング施設といった生活インフラ、緑地、公園、ゲストハウス、産業、研究施設、さらには耕作再開、森林開発ゾーンといった、全ての機能を集約する計画と聞く。二〇三三年までにおよそ三千人規模の、新しい街、概念を創設するのだ。お墓を含め、先祖代々の土地も中間貯蔵施設に奪われ、土地という身体性の回復が最も困難な地域である。この二町村の再興なしには、真の回復は語れないのかもしれない。

八月に再度、この大川原地区を訪れると、「かえろう」の文字周辺一帯が無数の向日葵《ひまわり》に埋め尽くされていた。この種は沖縄から寄贈されたものだという。基地と原発と形は違っても、同根の苦をともにするフクシマとオキナワの距離は縮まり、震災後の様々な交流や支援への感謝は尽きない。確かに同じく理不尽に奪われた、という意味では基地の内部に墓地のあった多くの方々、戦後からいまもなお続く琉球の苦しみは計り知れない。こうなると全く新しい生きざまの創出が必要となるのだろう。琉球がそうであるように。１Ｆを有する大熊町と双葉町は、この両町が隣接する浪江、富岡町とともに、「浜通りイノベーションコースト構想」を引っ張ってゆくことが定められたが、最新のテクノロジーや科学技術と、土地が持つ身体性、スピリチュアリティの融合などといった言葉の安易なやり取りだけなく、一体どういう暮らし、生き方がこの二十一世紀において実現可能なのかを、象徴として、現実に示してゆくことになるのだろう。不謹慎を承知でいえば、再生可能エネルギー計画を含め、それらがわくわくするような未来への取り組みとなってほしい。基地の跡地を持ち前のウチナー魂で発展させた琉球のように。

双葉町を過ぎ浪江町に入っても、やはり無音の街並みが続く。1Fからは既に五キロ以上離れ、線量も一マイクロシーベルトを下回る。震災前に鮭の網漁を見学した請戸川を訪れようと国道を右折、海側に曲がろうとするが警官が立ち、バリケードで道路は封鎖されていた。避難指示解除準備区域であるのにもかかわらず、入れないようだ。反対に山側、浪江駅の方向には、曲がることができた。ここから国道114号線を内陸に向かい、浪江ICまでの数キロだけが、三月一日の高速道路開通に伴い、初めて開かれた道路のようだ。途中、駅近くの商店街を通過する。6号線沿いの全国チェーンの街並みと違い、両側には、間口が狭く色とりどりの軒が並び、いかにも生活臭の濃い空間が現れる。学生服の取り扱い店、お菓子屋さん、テーラード店、懐かしい三色サインポールの床屋さん……全て無音だ。

「小さい頃からいつも行く駅前のパン屋さんがあって、おばあさんがやっていてよくおつりを間違えたりするんだけど、そのパン屋さんに買い物に行く夢なんです。いつも通り。夢の中では震災も何も起きていない。街並みはそのままで、曲がり角も当たり前だけど、曲がったらちゃんと駅前に出て、お店に入る。コッペパンに、ハムでもゆで卵でも何でも好きな具材を挟んでくれるんですが、いつもお腹を空かせておやつを待っている娘たちの顔を思い浮かべて、頼むんです。今日は卵がいいかな、海老カツがいいかなって。おばあちゃんの笑顔もおつりを間違えてしまうのもそのまんま。いつもの通り。何もかも変わりなく現実のままの、幸せな夢なんです」

　とある患者さんから耳にしたこの夢が印象に残っていたせいもあるかもしれない。色とりどりの軒にパン屋を探す。この方も娘さんを震災で亡くし、お孫さんを仮設住宅に引き取って育てていた。あるがままの街並みの記憶は、美しく、鮮やかで、生命に根差しているだけにみずみずしい。いつか孫が娘さんの年代になったとき、この話を聞かせることはあるのだろうか。記憶が記憶として再帰するとき、人を苦しめることは避けようがないが、語ること、記憶をともにすることにより、人を支え、人を守ることもあるのかもしれない。記憶は世代を超えて人をつなぎ、亡き者を現在《いま》に在らしめる言葉、言霊《ことだま》となる。それらしいパン屋さんの軒先を駅前に見つけ、うれしさとかなしみの両方を感じた。

震災後四年を前に、津波で被害を受けた請戸《うけど》地区、帰還困難区域である大堀地区のそれぞれの模型が、住民らや、「失われた街」模型復元プロジェクトの方々の手により制作、再現され、公開されていると聞いた。前者は鮭漁と田植え踊り、後者は大堀相馬焼で名高い地域だ。多くの方が詰めかけたという。たとえ模型でもやはり復元することに意味はあるのだ。

田植え踊りは浪江町請戸地区に、およそ三百年前から受け継がれ、奉納されてきた踊りである。農作物が取れない凶作が続いたときに踊ったところ、豊作になったと伝えられる。色鮮やかな花笠を被り、民謡に合わせ、小太鼓と拍子木で踊る演舞は、東北地方に広く伝わる芸能、祭祀のひとつといえるが、震災前にはここ請戸地区でも存続が危ぶまれていたと聞く。がしかし震災の翌年二月にはどこよりも早く、福島市の仮設住宅にて再現された。街並みが津波で失われ、放射能汚染で故郷への立ち入りが禁止され、理不尽に住民が散り散りにされたこのときにこそ、芸能、祭祀は求められた。海を背に、厳冬の二月に踊る田植え踊り。海の青みと、花笠の黄色のコントラストが鮮やかだ。どこか琉球舞踊にも似ている気がした。いわき市に伝わる「じゃんがら念仏踊り」が、袋中上人《たいちゅうしょうにん》の手によって琉球に渡りエイサーの起源になったと言われているが、この田植え踊りにしても、近いご縁を感じさせる。琉球舞踊に用いられる花笠の色彩と、四つ竹と呼ばれる拍子木のリズム、そしてパーランクーと呼ばれる太鼓が瓜二つに思えてくる。

いずれにしても海や大地といった身近な自然と、人々の暮らし、営みとの結びつきの深さは計り知れない。電気に操られ、都市という閉鎖空間に追いやられた現代社会が異形《いぎょう》に思える。テレビでは株価の上昇や経済指数の動向といった、実体のない数字や記号ばかりが跋扈《ばっこ》し、一喜一憂、形のないものを相手に踊らされる。これが私たちの目指した幸せな世界なのだろうか。原子力発電所に象徴される高度成長期後の行きづまりが叫ばれて久しい。貨幣経済とグローバリズムに浸食された世界全体が、睨み合いを続ける以上、抜き差しならない状況から逃れられないというのも理解はできる。後戻りはできないのだろう。こうした隘路《あいろ》の最たる果てが、今回の事故なのかもしれない。先行きは暗い。大地を身体として暮らした人たちが、否が応でも貨幣経済や利害関係への参入を余儀なくされた。がしかし逆に捉えれば少しでも早くこの先の見えない現実を見据え、変えてゆくことができる契機、ラストチャンスであるのかもしれない。九回ツーアウトからでも塁には出れる。国際競争や、経済成長ばかりではなく、地域に根差した、持続可能な、たとえば広井良典さんが提唱するような「定常型社会(注)」への移行。口で言うのは容易いが、どう実践してゆけるのだろうか。祭祀が受け継がれ、地域が戻り、コミュニティが回復すること。土地に血が通い、歴史、文化が見直されること。原子力発電所の事故により奪われ、私たちに突きつけられたものは、まさにこれら喫緊の課題そのものといえる。単に原発をコントロールし廃炉に導くだけでなく、過疎化する地方の活気を取り戻し、失われたからこそ何にでも挑戦できるという逆転の発想で、大地を踏まえた技術、価値体系を創出すること。地域創生という意味において、福島が「課題先進県」とも言われる所以だ。悲観しているばかりでは勿体ない。ひとり塁に出れば次のバッターがつづく。

海や大地や文化、歴史に根差す、人が生きてゆくための実感を取り戻すこと。そのためには何をすれば、どこへ向かえばよいのだろうか。原発事故がそれを、教えてくれた。このままではいずれ全てが奪われ、失われることを。

人のいない、しなしながら人が豊かに暮らしていたであろう、人情の街並みをゆっくりと抜けた。浪江町は二〇一七年三月の避難指示解除を目指し、帰還の準備が進められていると聞く。二万一千人にも及ぶ避難者のうち、五千人ほどが戻るという見通しなのだと。農地が戻り、街並みに血が通い、色とりどりの軒が一際明るく照らされる日々も、そう遠くはないはずだ。

浪江ICから富岡ICまで、常磐自動車道を利用し、南はいわき方面へ戻る。この三月一日、開通したばかりの区間である。こちらは6号線より数キロ内陸を通る。片側一車線の道路は完成直後の真新しさだが、両脇にはところどころ汚染土壌のフレコンバックが置かれてあった。しかし少しでも線量を低減するための工夫がなされ、路肩はコンクリートで盛るように固められている。ところどころ設置されたモニタリングポストによれば、最も高い地点でも線量は毎時五・〇マイクロシーベルト程度。数年前の数分の一の値に抑えられている。

南向きに戻っているため、今度は左手に1Fが見えた。ここからだと距離は遠いが道路の位置が高いせいか、丘の向こうに建屋らしきものの頭を三つほど見ることができた。見下ろす両側の田畑は高い位置から見ているせいか、山々の麓まで、広大で、当然ながら手入れができず、棄て置かれている。埋め尽くすのは薄《すすき》の枯草と、低い丈の雑草と、やはり黒いフレコンバックを覆う緑色のシート。これから少しずつ人々が戻り、やがて田畑が戻るまで、どれだけの労力、歳月、エネルギーを必要とするのだろうか。週末に一時帰宅するたびに、打ちひしがれて戻る方々の痛みが伝わる。しかしながら荒地や道路、住宅の一軒一軒、さらには山あいまでに至るあらゆる場所、あらゆる土地に「除染作業中」の幟《のぼり》が立ち、蛍光ピンクや黄色が目を引く。戻る、戻らないの意向に関わらず、一律に行われる除染の是非もしばしば議論されるが、これほど難しい問題はない。もし電力会社がこの除染費用の負担を賄い切れないとしたならば、国費が導入されることになるからだ。無論どうしても推し進めてゆかなければならない、取り戻さなければならない土地の文化、宿る魂のようなもの、大地の歴史が、そこにはある。一方で経済的な限界、効率の尺度も、国民に突きつけられた抜き差しならない課題として、そこにある。除染一つの問題にしても、一律でなく、多様な考えがあって然るべきと思う。帰還＝完璧な除染という単純な方程式だけを善や悲願とするのではなく、根拠を基にしたバランスと、真剣な議論、実行が求められる。ヒステリックな短絡を排し、かつてない規模の復旧を、冷静に、着実に進めてゆくためにはどうすればよいのだろうか。

自動車道を富岡ＩＣで降り、県道を内陸へ入り、最後に川内村へ立ち寄った。この村は全村避難の憂き目に遭ったが、震災の翌年、村長がいち早く帰還宣言を掲げ、いまでは人口三千人のうちおよそ六割の人たちが戻り、米の作付けも再開されている。ここに来てようやく、人の手が入った土地を見ることができる。小中学校にも生徒が戻り（川内小中学校では震災前の一六六人の生徒のうち、二〇一四年には四十三人が戻っている）、温泉やイワナ釣りの公共施設もはじまり、いくつかの新工場の誘致にも成功している。が東部の一部の集落は、いまだに避難指示が解除されていない。

県道を左に折れ、ヘアピンに近いカーブを続けざまにいくつか曲がる。一部路肩が崩落しそうな狭い道だ。ところどころに拳大《こぶし》の落石が転がる。山肌が開いた場所には棚田の跡だ。村人が拓いた土地が段になって広がり、午後の陽が差し込むと往時の美しさを彷彿《ほうふつ》させる。フキノトウがいくつも花開き、いたるところに伸びていた。誰も採る人がいないのだろう。最後の大きなカーブを抜け、視界が開けると集落に行き当たる。車で県道から十五分くらいの道のりだろうか。避難指示の解除されていない集落は当たり前だが無人で、建築中の新居がひとつ、作りかけのまま放置されていた。木材は朽ちているが、ガラス部分だけが劣化せずそこだけ水たまりのように真新しく光り、夕暮れの杉林を反射していた。

段々に位置する田や畑であっただろう土地の周囲に、トタンの作業小屋や藁葺きの物置、小さな庭のある住居が点在し、杉や落葉樹が集落を静かに取り囲んでいる。耳を澄まさなくとも水音が聞こえ、足元には沢が流れる。庭先や落葉の斜面、木々の少し開けた場所など、日の当たるところには福寿草が、冬枯れの土壌を割るように咲き、水仙もあちらこちらに自生していた。沢の周囲には水芭蕉。もうそんな季節、四月なのだ。どこにでもかつては当たり前にあり、いまも今後もあり続ける、田舎の春の眺めである。すぐにでもカジカや沢蟹がとび出てきそうだ。ただここに暮らした人々は、いまも帰還を認められていない。家屋は荒れ、農耕具や新居は捨て置かれ、田畑はやがてこの自然のなかに、埋もれゆこうとしているかのようだ。山菜も落葉も何もかも、山全体が放射線に汚染され、いまだに残念ながら線量も高い。川内村から北に位置する葛尾《かつらお》村、田村市都路《みやこじ》地区、飯館村、川俣町の一部といった阿武隈《あぶくま》の山あいの地域も然り。いずれも原発には直接関わりのない自治体ではあるが、当日の風の流れと山間部といった地理的要因のためいまもなお線量が高く、帰還できない地域が並ぶ。除染は山を縫って走る道路を中心に広範囲でなされ、いたるところに隙間なく黒いフレコンバッグが並び、少しでも開けた土地があれば、ここぞとばかりにうず高く積み上げられている。およそ山道には不釣り合いな、巨大クレーン車や大型トラックがうなりを上げて走り回る。大手ゼネコンが作業を請け負う。膨大な土地の、広大な大地の痛みである。この国はいったいどうなるのかと思う。それでも被災した全ての土地に先駆けこの三月、田村市都路地区の除染廃棄物が中間貯蔵施設へ初めて輸送されたと聞けば、期待するしかないのだと思う。川俣町、飯館村を含めたさらに七市町村の汚染土壌が、整備された常磐道を軸に、今年七月以降来年三月までの完了をめざし、貯蔵施設へ移送されるという。

水仙が咲き誇り、日向には福寿草、沢には水芭蕉が群生している。こんな小さな集落にも、庭という庭にはやはり、フレコンバッグが置かれていた。まるで汚れの象徴のようでもあるが、これも通過点と思うしかないのだろう。

仮設住宅で異臭騒ぎとなってしまった、故郷に還れない初老の女性も、こうした集落で生まれ育った。仏壇は運び出せたのだろうか。福寿草を見に来ることはできたのだろうか。母親の墓参には行けたのだろうか。小さな、どこにでもあるがここにしかない原光景のような集落。沢の音が耳に清《すが》しい。彼女をはじめ、身体としての土地を追われた全ての人たちの痛みは推し量ることさえできない。

春には野草が花開き、山菜が目を覚ますようにあちらこちらにふき出してくる。田んぼに水が張られる頃には、蛙が歌い、短いが確かな夏の到来となる。秋には棚田も黄金に波打ち、茸は豊かな大地の恵みだ。そして静かで少しばかり長い雪に覆われた冬が訪れる……。

感傷ではなく具体的、客観的に物事がひとつずつ、解決へ向かってゆくためにはどうしたらよいのだろう。単純な線引きや一律の措置、強制ではなく、それぞれがそれぞれの価値観、多様性、選択肢を保障されることがもちろん理想ではあろうが。

四月十一日からは月命日の捜索も、五年目となる。九月現在全国で二五七二人、県内でも二〇〇人の方の行方が定かではない。それでもこの半年間で、全国で十二人、県内で二人の方の遺体が見つかっていることになる。浪江町請戸地区の捜索では、骨片のようなもの一片に加え、印鑑や診察券など十三点が泥のなかから新たに発見された。

本年八月十三日現在、福島第一原子力発電所事故による福島県内の避難者数は、県内外を合わせ六万二七七三人。それでもピーク時の一六万四二六四人と比べると、年々減少傾向にある。四年を過ぎてなおプレハブ仮設住宅への入居者数は、二万三七九四人で、こちらもピーク時の三万一〇一六人と比し減少はしているものの、まだまだ対応が途上なのかもしれない。特に被災した住居の築年数が高い場合など、賠償が足りずに移転もできず、動けない方々も多いと聞く。災害復興住宅も順次整備はされつつあるが、こちらもご高齢者の割合が三七％と、今後の課題は見えている。コミュニティを繋ぐ交流員を増員するなど、もちろん工夫はなされている。町ごとのつながりも増えている。支援相談員の人員不足が叫ばれて久しいが、第三章にあるように彼らによって救われた生命も少なくはないはずだ。仮設住宅では花やペットとの関わりが何よりも大きいのだと、支援員の方から聞いた。懐かしい歌も、救いとなると。回復にぬくもりは欠かせない。

１Ｆでは初めて1号機の内部がロボットにより明らかになり、燃料棒の状態が確認された。投入されたロボットが相次いで故障し動かなくなったことを受け、ロボットに搭載されたＩＣ回路が超高線量に耐えられなかった可能性を、ＢＢＣなどは報じたというが、真偽はどうか。単に物理的に何かに引っかかっただけとも言われているが。

除染や原発の作業員たちは、今日も日の出から列をなし、国道6号線を北へ向かう。一軒、一軒、庭の土を剥ぎ、足場を組み、屋根に上っての除染が続く。

富岡町夜ノ森地区の桜並木は、音もなく散り、アスファルトを埋めてゆく。

福島県産米の全量全袋検査では、毎年一千万袋を検査して、二〇一二、一三、一四年のデータを見れば、法廷基準値超えをした数はそれぞれわずか、七十一、二十八、〇袋で、昨年はついに一千万の米袋のうち、ただひとつも基準値を超えなかった。これを受けてか昨年十二月からは、県内小中学校の給食でもようやく県産米が用いられるに至った。米の生産量だって全国四位から七位に落ちた震災後と比し、昨年も同位置に甘んじてはいるが、生産高は年々増加している。試験作付けのエリアは広がり、「こしひかり」より大粒で、冷めてもおいしい「天のつぶ」というブランド米の売れ行きもよく、負けてはいない。

楢葉町では今年三月、初めて荒れた農地に水が満たされ、安全を証明するための実証栽培が始められた。除染廃棄物仮置き場と隣り合わせではあるが、水と大地と人が戻ってきたのだ。6号線には新規分譲の幟も立ち、「え？　まさか？」と驚いたが、昨年九月には木戸川を望む南向きの土地が分譲され、応募も開始されたと聞く。四月十七日には本州有数の遡上地として知られる楢葉町の木戸川で、サケの稚魚一万匹の放流が行われた。今年秋のサケ漁再開をめざしている。このサケたちが太平洋をめぐり遡上してくる四年後には、仮置き場から除染廃棄物も全て搬出され、農地は、街は、人々は新たな盛り上がりを見せているのだろうか。

広野町の「ふたば未来学園高等学校」では、教育復興応援団の第一陣として、劇作家の平田オリザ氏が最初の授業を行った。これを受け原発事故後の逆境を描いた英語劇が、八月には生徒たちの手で上演された。それもなんとベラルーシで。遠くて応援には行けなかったが。

すべてはまだはじまったばかりなのかもしれない。

しかし確実にはじまっているのも事実である。

「復興」という言葉で一括りにされたくない、多様で、血の通った、あらゆる営みに敬意を表し、かつて経験したことのない多くの感情を、受け容れ、呑み込み、どう生きていったらよいのだろうか。

言葉や善悪を越えた次元で、人々の回復するちからを信じ、ときに立ち止りあるいは後ずさりしながら、ともに進みゆくことだけが、自分たちにできる全てなのかもしれない。

（注）広井良典氏は著書『定常型社会』において、単に右肩上がりの経済成長を目指すのではなく、資源、環境制約を見据え、持続可能な福祉社会のあり方を論じながら、「成長」にかわる価値の追求から展望される社会の可能性を提示している。個人を支えるコミュニティ、それを支える自然といった、人が安心して暮らせる価値観の再創出を基盤とし、同時にそれを退行とせず、最先端の知恵と技術を備え持つことで、かけがえのない本来の姿を取り戻す、それは「自己回復」の過程とも言える。

終章

いわき市小川町出身の詩人、草野心平の詩にこんなものがある。

「退院の日の夕暮」

天山文庫の庭の鬱蒼《うっそう》のなかで。
なかのどこかでひぐらしが鳴いた。

カナカナ
　カナカナ

と。

つづいてどこかで。別のカナカナが。

カナカナ
　カナカナ

（ああ。水晶の透明音。）

　カナカナ
カナカナ
　　カナカナ
カナカナカナカナカナ

カナカナ　カナカナ
　　カナカナカナ

そっちでもこっちでもひぐらしが鳴きだし。
水晶音の合唱になり。

カナカナ　カナカナ

瘠っぽっちの自分の胸ンなかでも。
カナカナが鳴きだす。

（ハルキ文庫　草野心平詩集より）

二〇一五年三月も末日近く、震災から四年と二週間ほどが過ぎたある日、この年に小学校に上がる予定の、わずか六歳のお子さんが来院した。

聞けば数日前から夜が怖くなって眠れず、食べ物も受け付けず、四月に入ってすぐの入学式にも出られるか出られないかの状態だという。体重も二キログラム以上、減っている。内科でも小児科でも耳鼻科でも異常は見当たらず、心療内科を紹介された。本人は見るからに不安そうに思いつめた表情でうつむき、押し黙って両手を膝の上にグーで握ったままだ。

心配するご両親によれば、彼がわずか二歳のときに、当時小学校に入学予定の兄を津波で亡くし、先日四年目の法要を終えたところなのだという。昨年も一昨年もその前も避難生活のなかで法要は続けてきたが、いつも明るい笑顔を見せて、まだ幼稚園児の彼が不安を示すことは一度もなかった。昨年は市内に一戸建てを建て、彼の小学校入学へ向け住みよい環境も整えたというのに、いったいどうしてしまったのか。夏には彼の弟あるいは妹も誕生する予定とのことで、お母さんのおなかは大きい。ランドセルも購入し、これからというときにこの子の頭はおかしくなってしまったのでしょうかと、両親もただならぬ不安を示す。

『『死』という言葉がテレビに出たり、そうした言葉を親戚や誰かが口にするたび、強くそれを避けるようになりました。震災のニュースの影響も大きいと思います。ずいぶん多かったでしょう。三・一一のたびに」

「はい……」

確かに三・一一前後は、どこを見ても震災のニュースばかりが流れる。それを避けるということは、やはり兄の死という重い荷が故の症状なのだろう。それが何故いまこれほどにまで強く出ているのか。私は問う。

「お兄さんの供養はされていますか」

「もちろん私たちは毎日欠かさず続けています。でもこの子はまだ二歳で小さかったですから、（兄が亡くなったという）その意味を分かっているのかどうか。最近は遺影を見るのも避けるような素振りを見せるので、いまは仏壇の奥にしまってあります」

父の言葉に母が続く。

「お兄ちゃんは天国で星になって見守っているって、何度もこの子に伝えました。だから大丈夫だよ。安心してって。でもこの子がこうなってしまってからは、兄の話題も極力避けて、『死』を連想させるテレビや本なども、出来る限り遠ざけるようにしています。少しでも恐怖を減らすように、努力しているところです」

彼はうつむき、目を閉じたままではあるが、膝上のグーの手を緩めず身体を強張らせている。それを見ればしっかりと話は伝わっているようだ。この子は何もかも理解している。だからこそ怖いのだ。「死」という得体のしれないものが。大丈夫だ、と私は思った。むしろ彼に伝えなければならない。人間が、「死」を避けては生きていけない生き物なのだと。ハラハラする気持ちがないわけではないが、伝えられると私は思った。

「○○君、震災でお兄さんを亡くしてから、本当に辛い思いをしたね。初めは仏壇の写真を見ても、ピンとこなかったかもしれない。まだずいぶん小さい頃のできごとだったから。お兄さんのことも、あまりよく憶えてはいないかもしれないね」

六歳の彼はうつむいたまま、身体がわずかだが前後に揺れるように動く。言葉は彼に伝わっている。私は続ける。

「来月から小学生か。ランドセルも買ってもらったんだよね。おめでとう。……でも本当は怖いと思う。お兄さんは小学校に上がるほんのもう少しというときに、震災で亡くなってしまったんだから」

ご両親が、息をのむ。

彼の両手にちからが込められている。

「大変な経験をしているのだと思う。まだ小さいうちから人の死というものに、正面から向き合っているんだから。でもちゃんと向き合っているからこそ、怖いんだ。それは怖いよ。恐ろしいよ。怖くて当たり前のことなんだ。自分も死んでしまうかもしれないって思ったり考えたりすることは、苦しくて、怖くて、とてもつらいことなんだ。でもそれは人が生きていく上で、避けては通れないことでもあるんだ」

彼の小さな両肩が上下する。

私も合わせて呼吸する。

「よくいままで誰にも言わず、長い間我慢してきたね。怖い気持ちを。つらい気持ちを。人は誰も自分の死というものを経験することができないから、誰だって死が怖い。恐ろしい。得体の知れないものだからね。それをよく堪《こら》えて、ひとりで耐えて、いままでがんばってきたと思う。大変なことだよ。これは」

彼の呼吸が少しばかり落ち着いた気がした。

「でもね、○○君。もっと甘えて、怖いときは怖い、つらいときはつらいって言って大丈夫だよ。お父さんにも、お母さんにも。怖くて、つらくて、それで当たり前なんだから。お父さんも、お母さんも、そういうつらい経験を積み重ねて大人になったんだから、よく分かってくれると思うよ。だから安心してほしい。確かにお兄さんが亡くなったことは、家族にとっても、君にとっても、とても悲しいできごとだった。けれどそれはもちろん、誰のせいでもない。それに○○君は○○君で、お兄さんとは全く別の存在だから、安心してね。夏には赤ちゃんも生まれるみたいだし、○○君も亡くなったお兄さんに遠慮することなく、小学校に行って大丈夫だよ」

一瞬沈黙、次の瞬間。

彼はそのままの姿勢で前屈みに突っ伏し、うわーんと張り裂けるように、強く泣いた。長く泣いた。小さな身体の、どこからこれほどの声量が出てくるのかと驚くほどの、泣きっぷりだった。ほっとする。私もようやく肩の荷を下ろす。息を吐く。張り詰めた空気が緩み、わずか六歳で死と向かい合う彼の姿に、こっちまで涙が伝わりそうになった。ご両親に、そっと左右から両肩を抱かれ、彼は静かに退室した。半身だけ振り返り、こころもちぺこりと、頭を下げた。

四月に入り、仏壇の兄の遺影に挨拶をしてから、彼は登校するのだという。入学式の写真こそ、笑顔はちょっとぎこちなかったが、いまではまだ不釣り合いに大きなランドセルを、帰るとすぐに放り投げ、おやつを真っ先に食べにくるのだと、ずいぶん後になって母親から聞いた。

「心平さんよ……」

震災前から何度か訪れていた天山文庫に、震災後はさらにたびたび訪れることになった。天山文庫はいわき市小川町出身の詩人、草野心平が愛した場所だ。蛙の詩人とも言われ、彼のシンボルにもなった平伏沼《へぶすぬま》に棲むモリアオガエルが縁で、彼は三千冊の蔵書を川内村に寄贈したが、そのお返しにと村民が一木一草を持ち寄り、村を挙げての労働奉仕によって建てられたのがこの天山文庫なのだと係員に聞く。木造真壁造りに茅葺きの屋根。既に避難指示が解除された川内村で、手入れされながらいつ訪れても人がおらず、鬱蒼としている。先の詩は彼の晩年の作品だが、夏でなくともカナカナの水晶音が聞こえてくるようで、彼にいつも問いかけたくなる。

「心平さんよ……」

天山文庫に至る坂道の途中にふたつほどある、巨大な円筒の樽が気になっていた。笠を被ったまるでスーパーマリオのキノコみたいな建造物のなかには、いまでは蔵書があまた詰められているが、かつては日本酒が収められていたのだとこれも係員に聞いた。「第二書庫の方は三拾一石六斗二升一合、第三書庫の方は三拾一石三斗四升六合と白いペンキで書かれてある。合計では六拾二石九斗六升七合ということになる」そうで、「(生涯) ずっとだと、これよりも飲んだんじゃないか」と訪れた友人に尋ねられた際、「そうかも知れないナ」と答え、コップ酒一日三合×五十二年の酒量を真顔で計算するくだりがある(「わが正月の酒」草野心平『口福無限』講談社文芸文庫所収)」。同じく酒好きの私にとっては、ますます心平に語りかけたくなるエピソードだ。さらには彼が文京区田町に開いた居酒屋「火の車」では、カウンター下に彼用のブリキのカンカラがあって、彼が客との論説に夢中になると、しゃべりながらジョボジョボとそのまま用を足したのだそうだ。何とも彼らしい逸話である。

「心平さんよ……」

巷では原発が爆発し、大変なことになっちまった。それでもここ川内村の人たちも小川町の人たちもいわき市の人たちも福島県の人たちも日本の人たちもみんな変わることなく諦めず、毎日を懸命に暮らしているよ。

六歳の子がそうであったように、震災は普段見ないで済むはずのもの、目を背けて生きていったほうが楽な物事の、多くを目の当たりに見せることになった。家族の生命、生身の故郷、人間関係……。喪ったものとその大きさは人によって違えど、それぞれがそれぞれの喪失を抱え、葛藤を抱え、生きてゆかざるを得ない現実となった。争いごとや、差別、風評、人の本性、そうした見たくないものまで見なければ生きてゆけない震災後の生活は、人が生きるということはどういうことか、人が亡くなるということはどういうことかという、本質的な問いを私たちに要請する。

もちろんそれらに答えはない。

ただそれらの苦しみや悲しみを通過することは、六歳の子どもにとっても、誰にとっても、決して無意味なことではないはずだ。そしてそれはたぶん、このフクシマにとっても、日本という国にとっても、あるいは未来へ受け継がれゆく無二の大地にとっても。

「逃げるも地獄、逃げぬも地獄」

震災後よく言われた言葉を思う。子どもを抱え、逃げれば故郷を裏切ったと後ろ指を指され、逃げなければ日々放射線を恐れて暮らし、子供を殺すつもりかと県外の人から狂人扱いされる地獄。世間では逃げずに奮闘した人ばかりが美化される風潮が目立ったが、美化も差別と紙一重だ。あらゆる選択肢があっていい。あらゆる生きざまが尊重されて然るべき――いまならそうも思えるのだが、当時はそんな余裕もなかった。私事で恐縮だが、私も二〇一一年四月九日。家族を連れ、いっときでも縁のある沖縄へ向かうフェリーに乗り込んだ以上、いかなる言い訳はしまいと思った。いま振り返れば大袈裟に聞こえるかもしれないが、故郷を棄てるほどの覚悟だった。どんなに後ろ指を指されたとしても、致し方ないと腹を括った。

カナカナ　カナカナ
　　カナカナ　カナカナ

ひぐらしは束の間の生を、一斉に歌う。ひとりでも歌う。日本には一億人以上の人々が暮らすというが、それぞれがそれぞれの物語を生き、その生を終える。人ひとりの生は一回限りで、他の誰のものでもない。誰とも何とも比較できようはないし、それぞれがそれぞれの瞬間を、生きている。あたりまえのことだ。

そして目を閉じ、カナカナが聴こえてくると、こうも思える。

死者も、生者も、同じであると。

死者も、生者も、過去も、未来も、すべてを含んだ時間、地平がある。

生まれるまえから、ひぐらしは鳴き、朽ちたあとも、鳴き続ける。

原子力発電所が、あろうと、なかろうと。

人という種族が、生まれようと、生まれまいと。

鬱蒼とした無のなかで、ただそれだけがいつも、確からしく感じられる。

とてもかなしく、無性にいとおしい。

水を張った田んぼからは、蛙の歌が聞こえてくる。

グウウ、グウウ。

小さい頃から、聞き慣れた音、土の匂い――。

川内村は二〇一三年から米の栽培を再開し、昨年までにおよそ半分近くの農地での作付けが行われた。蛙も住処《すみか》に戻ったわけだ。

はっとする。

富岡町夜ノ森地区の桜並木が、あまりに静かに、音もなくはらはらと舞い落ちるのは、そのせいもあったのだ。田んぼという田んぼがいまだに全て死んだままでは、蛙の鳴き声だって聞こえようがない。先はもちろん、まだまだ遠い。

そして疲れ切り、どうにも途方に暮れそうになると、カナカナがどこからか耳に聴こえてくる。水晶音の、大合唱だ。

心平さんよ。どう思う。この世の中を。

「思うように、生きたらいいべ。誰もが悔いなく、生きられればいいべ」

唾を飛ばし、ブリキに小便を垂れながら、彼はそう言ってくれるだろうか。

あとがき

二〇一五年九月五日、これまで全町が避難指示解除準備区域だった楢葉町の避難指示が解除された。これに伴い全住民およそ七五〇〇人という、これまでで最大規模となる町民が自由に自宅へ帰り、寝泊りできるようになった。が楢葉町出身の、高校時代の友人に尋ねても、まだ実際に帰っている人は一割にも満たないと聞く。

九月十九日、同町内の日帰り温泉兼宿泊施設が営業を再開すると新聞にあり、電話をかけた。空いていると聞き、翌日の宿を取る。海に面した部屋は広く、露天風呂もリニューアルされ快適だった。おそらく地元の方々が泊まっておられ、夕食の場が四年半ぶりの再会と見受けられる人たちもいた。遠方に避難されているようで、宿泊施設が戻りようやく帰ってくることができたのだと話しておられた。私より年上の世代の息子が、車椅子の老夫婦に白飯のお代わりをよそっていた。添えられた「すいとん」はこの町の田舎料理で、Jヴィレッジで合宿した日本代表トルシエ監督が母の味と賞賛し、「マミーすいとん」と名づけられ広く親しまれるようになったものだ。素朴な味噌味が懐かしかった。

夜分に楢葉の街中まで自転車で出ると、灯りのある家はなく、住宅街は無音だった。暗闇に立ち並ぶ無人の家々は、昼間より一層うそ寒く感じられた。がところどころ街灯は明るくアスファルトを照らし、虫の声の向こう、遠くからカンカンと火の用心の音が聞こえた。消防団が夜回りをしてくれているのだろう。人がいる、という気配はやはり暖かいものだ。竜田駅前を含め、ぽつりぽつりとだが灯りの漏れる住居も見つけ、家を見るとほっとするのも人の本能なのかもしれない。新築中の住宅も数軒あった。

宿の前の海に出ると南に広野火力発電所が見え、月が沈むところだった。沈むとカシオペア座に重なるように天の川が浮かび上がり、細かい星のひとつひとつまでくっきりと見えた。闇のなかうねりは高く、星明りに波頭が何度も白く光った。ごおーっ、ごおーっと海鳴りが絶え間なく身体に響いてくる。原子力発電所事故後の非常事態を1Fで過ごした職員は、毎夜この海鳴りを聞いていたのだろうか。恐ろしいことだ。

震災後あまりにも多くの物事を見聞きした気がする。答えのない物事に答えようのない日々が続いた。もう終わりにしたいと何度も思った。その気持ちがそのまま患者さんの抱える苦しみであることは、二十年以上もこの仕事に携わっていれば嫌というほど分かる。精神科の治療にはそんな側面がある。誰も居ない街並みを眺め、圧倒され、気が沈み、除染廃棄物の仮置き場になっている広大な地域を通り過ぎ、何か言葉を見つけようとしても見つけられないのと同じだろう。どうしようもない理不尽を前に、施す術はあるのだろうか。そんな言葉にならないやり取り、沈黙のなかで、私自身が気づかされたこと、伝えたい言葉以前の世界を、いくつかの物語に託した。精神疾患の療養はもちろん、不登校やうつやＰＴＳＤ、重なるストレスに苦しむ多くの方々の、回復のヒントに少しでもなればとてもうれしい。

この楢葉町にしても広大な田畑はまだ実証栽培の途上で、営農は帰還がはじまったこれからである。ようやく先日彼岸を前に、同町で栽培されたトルコギキョウが、農作物としては初めて市場に出たのだと聞く。来年度こそ出荷できる米の作付けをめざしている。いわきや広野ではすでに稲穂が地平を黄金色に染めているから、除染廃棄物で囲まれた、この土地で暮らせというのは酷な気もする。飯館村に次ぎ県内でも二番目に多いという五七万九五〇一袋の廃棄物が、未だに棄て置かれたままなのだ。しかしかつて応援団長を務めた同級生も週末は実家へ戻り、帰還の準備を進めるという。地元消防団の活動にも参加しているのだと。ニュースでは解除前の長期宿泊からこの町に戻り、自家製の梅干をこしらえるお婆さんが映っていた。病院通いもあるからいわきから毎週自宅と仮設住宅を往復し、五年ぶりに縁側で土用干しできたという梅干をおいしそうに味わっていた。「この苦労が楽しいんよ。まだまだ大変だけどね」とうれしそうに言っていた。こっちまでうれしくなる。クリニックに通う認知症とうつの患者さんにしても、長期宿泊で妻と戻るようになってから、自宅の庭の手入れをはじめ、やはり住み慣れた家だから勝手も分かるのだろう。みるみる生気と見当識が回復してきた。家も身体の一部のようだ。生き生きとした生命を全うしてこそ、健やかに生命を終える安住の地も定まってくる。自然と関わって生きた土地には、死者も自然に宿りゆく。六百年という歴史あるお寺の住職さんもこの町に戻り、避難を終えたご本尊、木彫りの阿弥陀如来さまも四年半ぶりに仏壇に祀られ、菩提寺を守る。そんな映像も流れていた。土地とともに生きるとはたぶん、そういうことだ。だからこそこの土地の回復を見届けることは、現代社会が失いつつある大切なもの――人が生きてゆく上で欠くことのできない根源的な何か――を取り戻す道程に繋がってくる。

さて宿は朝陽も見事だった。早起きし海を前に陽を浴びると、大袈裟だが、生きている感覚も甦る。太平洋から昇る朝陽は、いつ拝んでもここちよい。次から次へ波は押し寄せ、砕けては消える。毎朝毎朝、陽は昇り、陽が沈んで夜の闇を迎えるのだという当たり前のことを、気づかせてくれる。

最後になりますがこの本の出版を推してくださり、心づよい励ましをいただいた星和書店石澤雄司さん、度重なる校正も快く引き受け、出版に至るまで惜しみなく力を貸してくださった近藤達哉さんにお礼を申し上げ、この本のあとがきとさせていただきます。最後までお付き合いいただき、ありがとうございました。

平成二十七年九月二十一日

楢葉町天神岬しおかぜ荘にて

著者略歴

熊谷　一朗（くまがい　いちろう）

1967年、福島県いわき市生まれ。精神科医。

1992年、筑波大学医学部を卒業し、同年東京医科歯科大学医学部附属病院精神神経科教室に入局。いずみ病院（沖縄県うるま市）、稲城台病院（東京都稲城市）、メンタルクリニックおぎくぼ（東京都杉並区）、松村総合病院、舞子浜病院（ともに福島県いわき市）勤務などを経て、2011年12月、いわきたいら心療内科を開設し、現在同クリニック院長を務める。幼児から老年期に至るまで、幅広い世代への精神科臨床を続けている。

専攻は、精神病理学、精神分析学、児童思春期精神医学。

趣味は、飲むこと、潜ること、走り歩き（走ることとしたいのですが何せすぐ歩いてしまうもので）。

著書に『深淵から』『深淵へ』（批評社、2001年）、『スピリチュアルメンタルヘルス』（批評社、2007年）。

回復するちから
震災という逆境からのレジリエンス

2016年1月21日　初版第1刷発行

著　者　熊谷一朗
発行者　石澤雄司
発行所　株式会社 星和書店
〒168-0074　東京都杉並区上高井戸1-2-5
電話　03（3329）0031（営業部）／03（3329）0033（編集部）
FAX　03（5374）7186（営業部）／03（5374）7185（編集部）
http://www.seiwa-pb.co.jp